DE LA RECONSTITUTION

DE

L'URÈTRE PÉRINÉAL

PAR LA SUTURE A UN SEUL PLAN

PAR

Le Docteur E. T. MALBOIS

EX-INTERNE LAURÉAT DES HÔPITAUX ET DE LA MATERNITÉ DE MONTPELLIER
LAURÉAT DE LA FACULTÉ DE MÉDECINE

rie HAMELIN FRÈRES, Montpellier.

1

DE LA RECONSTITUTION

DE

L'URÈTRE PÉRINÉAL

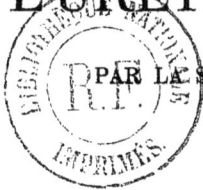

PAR LA SUTURE A UN SEUL PLAN

DE LA RECONSTITUTION

DE

L'URÈTRE PÉRINÉAL

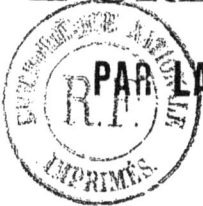

PAR LA SUTURE A UN SEUL PLAN

PAR

Emmanuel-Tite MALBOIS

EX-INTERNE LAURÉAT DES HÔPITAUX ET DE LA MATERNITÉ DE MONTPELLIER
LAURÉAT DE LA FACULTÉ DE MÉDECINE
MÉDAILLE D'ARGENT (Concours 1892-93, Concours 1893-94)
AIDE-PRÉPARATEUR D'HISTOIRE NATURELLE (Concours 1893)
AIDE D'ANATOMIE (Concours 1895)
PREMIER EXTERNE ET PREMIER INTERNE DES HÔPITAUX (Concours 1894 et 1896)
CHARGÉ PAR L'ADMINISTRATION DES HÔPITAUX DU COURS D'INFIRMIERS
ET GARDES-MALADES.

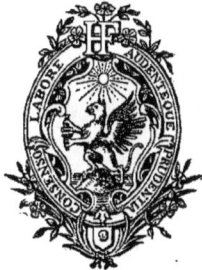

MONTPELLIER
IMPRIMERIE CENTRALE DU MIDI
HAMELIN FRÈRES
—
1900

DE LA CONSTITUTION

DE

L'AUTORITÉ PATERNELLE

SA NATURE — SON ÉVOLUTION

PAR

Emmanuel Théo. Macaigne

MONTPELLIER
IMPRIMERIE GÉNÉRALE DU MIDI
1900

INTRODUCTION

M. le professeur Tédenat, dont nous avons été l'interne, avait bien voulu nous confier, comme sujet de thèse,
une revue générale sur les indications, la technique et les
soins post-opératoires de l'urétrotomie externe. Nous nous
faisions un plaisir et un devoir d'y signaler surtout quelques
points de son enseignement, auxquels sa grande pratique
donne une autorité incontestable, et nous n'aurions pas
reculé devant le travail que nous aurait demandé pareille
revue. Obligé de nous limiter, à notre grand regret, nous
avons choisi dans la technique de notre maître un tout petit
point, parce qu'il nous a semblé pouvoir fournir les éléments
de notre travail : la suture urétrale.

Ce choix nous a été dicté parce que nous avons eu l'occasion de juger en conscience que la reconstitution de l'urètre
et du périnée, comme la fait M. Tédenat, est la plus simple
et la meilleure. Cela nous a été facile, ayant pu comparer les
deux méthodes, suture totale et suture à un seul plan, chez le
même malade.

Nous n'avons parlé, dans ce travail, que de ce que nous
avons vu. C'est ce qui expliquera pourquoi nous l'avons

limité à la reconstitution de l'urètre et du périnée, après les ruptures traumatiques et les rétrécissements. N'ayant jamais observé de corps étrangers de l'urètre, n'ayant jamais vu faire d'urétroplastie, nous étions mal placé pour en parler. C'est donc volontairement, mais pour cause, que cette thèse n'est pas une revue complète sur la suture urétrale.

Cette remarque faite, voici quel est le plan de notre travail :

Le chapitre premier est consacré à la technique classique de la suture et à ses modifications. Dans les deux suivants, nous en précisons les indications. Le quatrième contient l'exposé des soins post-opératoires. Les deux derniers sont ceux qui nous ont donné le plus de peine. Les résultats qu'ils renferment auraient pu être plus complets, si nous avions pu consulter tous les travaux dont nous donnons la liste à notre index bibliographique.

DE LA RECONSTITUTION

DE

L'URÈTRE PÉRINÉAL

PAR LA SUTURE A UN SEUL PLAN

CHAPITRE PREMIER

TECHNIQUE DE LA RECONSTITUTION
PAR SUTURE DE L'URÈTRE ET DU PÉRINÉE

La suture urétrale, quoique d'un usage journalier depuis douze à quinze ans, n'a pas encore une technique bien définie.

Comme on pourra s'en convaincre en parcourant les tableaux joints à ce travail, elle reste encore très discutée, et nombre de chirurgiens n'indiquent que très vaguement leur façon de procéder. Il semble, pour eux, que l'opération se termine avec la mise à demeure de la sonde, qui les délivre ainsi de la préoccupation qu'occasionne toujours la recherche du bout postérieur. C'est là une lacune regrettable, qu'on retrouve dans un grand nombre d'observations, surtout dans celles publiées en Angleterre, qui sont le plus souvent d'une concision telle qu'on ne peut en retirer nul renseignement pratique. Aussi sommes-nous pleinement de l'avis de Noguès, quand il écrit : « A la lecture des observations, on est surpris de l'insuffisance des détails. Peu d'opérateurs, en effet, se sont astreints à décrire leur opération par le menu. Quelques-uns mentionnent à peine : suture des deux bouts de l'urètre. Beaucoup laissent dans l'ombre la question de la plaie péri-néale ; la grande majorité ne parle pas de drainage. Ce qui nous a le plus frappé, c'est le peu de soin que l'on semble avoir apporté à cette suture de l'urètre ; on parle de deux, trois, quatre fils, alors que nos expériences cadavériques montrent qu'il en faut une moyenne de huit à dix pour obtenir un affrontement parfait et une suture hermétique. »

Ce reproche n'est pas le seul. La technique de la suture est assurément intéressante, mais ses résultats immédiats le sont tout autant ; or ils sont souvent très imparfaitement suivis par les observateurs qui, quelquefois, laissent deviner leurs mécomptes plutôt que de les avouer franchement.

Nous éviterons, autant que possible, ces deux ordres de critiques.

Aussi, dans ce chapitre, pour si banaux qu'ils paraissent, nous exposerons minutieusement tous les détails qui, par leur ensemble, doivent assurer le succès de la restauration de l'urètre et du périnée par la suture.

Soins préopératoires. — Ils sont très importants et doivent retenir l'attention de tous les chirurgiens.

Ils visent à la désinfection des organes génito-urinaires et surtout à aseptiser le contenu vésical si souvent altéré chez les rétrécis.

Antisepsie de la vessie. — Elle est obtenue par un traitement local. De plus en plus, on abandonne les antiseptiques

généraux dont l'action est problématique pour beaucoup d'opérateurs. Terrier, cependant, donne le borate de soude, d'autres
la quinine, l'acide borique, le benzo-naphtol ; Hogge vante le salol à haute dose, tandis qu'Albarran lui refuse toute action.

De tous ces médicaments, un seul sera peut-être à retenir,
l'urotropine, combinaison d'ammoniaque et d'aldéhyde formi-
que, qui a donné entre les mains de Nicolaïer, Casper, El-
lioth et Jeanbrau des résultats remarquables dignes d'être
signalés. Leur action sera puissamment aidée par les boissons
délayantes, qui augmentent la diurèse, diluent l'urine, font
en quelque sorte « une chasse vésicale », ajoutant efficace-
ment leur aide au traitement local.

Celui-ci n'est pas toujours possible, mais son efficacité incontestable forcera le chirurgien à l'employer toutes les fois
que la perméabilité urétrale sera conservée.

M. Tédenat le réalise par des lavages soit au nitrate d'argent à 1/1500, soit au sublimé à 1/20,000.

En même temps qu'ils modifient le contenu vésical, les lavages réalisent *l'antisepsie de l'urètre*. Elle est théorique-
ment impossible, comme l'ont montré les travaux de Legrain,
Rovsing, Petit, Wassermann, mais la clinique en a cependant démontré l'importance capitale, et on ne saurait honnê-
tement se passer de son enseignement. Matin et soir on lavera
l'urètre des malades avec les mêmes solutions que celles qui
servent aux irrigations vésicales.

L'antisepsie du périnée, qu'on peut toujours obtenir, est
souvent seule possible chez les rétrécis. C'est à elle qu'on ac-
cordera le plus de confiance.

Dans le service du professeur Tédenat, à l'action des bains
généraux ou locaux, on ajoute celle du pansement humide.
Par son humidité et sa chaleur, il favorise la circulation locale et commence l'assouplissement des tissus que doit par-
faire l'intervention. Ne sait-on pas que, longtemps continué,

il peut après l'urétrotomie interne amener la disparition de foyers circonscrits de péri-urétrite non suppurée ? A cette action modificative, il ajoute son pouvoir antiseptique, d'un précieux secours, quand le périnée est taraudé de fistules suppurantes.

Aussi croyons-nous son emploi des plus légitimes quand l'état du malade ne commandera pas une intervention d'urgence. Dans le service de M. Tédenat, après un brossage et un lavage énergique, le périnée est soumis deux ou trois jours à l'action du « cataplasme antiseptique chaud », que réalisent bien des compresses imbibées de la solution de Tiersch.

Ces précautions préliminaires, illusoires en cas d'urgence, n'excluent pas l'observation rigoureuse des règles qui doivent assurer l'asepsie parfaite du périnée au moment de l'opération. Elles sont ici comme partout et nous n'insisterons pas sur leur importance, bien comprise par tous.

Mais tous ces soins qui ne sont, somme toute, que des garanties contre l'infection par les fils, le « Faden abees » des Allemands, sont inefficaces et la suture est en quelque sorte vouée à un échec certain, si le chirurgien pendant l'opération ne sait pas éviter les causes d'infection endogènes, les plus importantes.

Dans les traumatismes récents de l'urètre qui nécessitent l'intervention d'urgence, il faut débarrasser la plaie périnéale de tout tissu dont l'avenir paraît compromis par la contusion violente du périnée, ou du fait de l'infiltration d'urine. La toilette du foyer contus se fera sous le contrôle de grandes irrigations antiseptiques tièdes, qui balaieront les caillots, faciliteront la recherche des débris musculaires ou aponévrotiques qu'on ébarbera soigneusement.

Le chirurgien n'hésitera pas à réséquer les bouts de l'urètre, s'ils paraissent trop compromis, s'attachant à ne conserver que la paroi supérieure du canal, centre précieux « d'urétrogénie ».

Dans les cas graves, ce déblaiement pourra s'accompagner de l'extraction de fragments osseux, venant du pubis ou des branches ischio-pubiennes destinés à devenir de vrais corps étrangers causes de longues suppurations.

Dans le cas de rétrécissements, il faudra faire l'excision des masses calleuses, des trajets fistuleux, réaliser en un mot « l'exérèse du périnée ». Tous ces tissus durs et inextensibles, criant à la coupe, saignent peu et sont mal préparés à la réunion immédiate. Pour arriver à placer les fils en tissus sains, il faudra les exciser complètement, comme aussi enlever en totalité les parois d'anciens abcès urineux, de virulence excessive, souvent épithélialisées, c'est-à-dire incapable de se réunir.

Dans l'un et l'autre cas, l'hémostase sera parfaite. Le sang, par ses éléments anatomiques voués à la mort, est ici, comme partout, l'ennemi du chirurgien. Au périnée, les hémorragies profuses venant du bulbe sont à redouter. Abondantes surtout dans les ruptures traumatiques, elles sont quelquefois très difficiles à arrêter. On ne devra suturer que lorsqu'elles seront réduites à un suintement insignifiant, que la pose des fils suffira à tarir.

C'est à une faute d'hémostase qu'on peut attribuer certains échecs de la suture urétrale. Dans un cas de Sébileau (Thèse Odoul, observ. XVII), une hémorragie en nappe inquiétante s'arrêta à la fin de l'intervention, et on fit la suture à deux étages. Mais « au cours de la journée, quelques heures après l'opération, le malade se plaignant de douleurs vives, l'interne de service enlève le pansement, trouve le périnée très distendu. Entre les fils de suture on voit sourdre du sang rouge ; une assez grande quantité s'en est écoulée déjà par la gaze placée au fond de la plaie en manière de drain. Alors les fils sont sectionnés, la plaie s'entr'ouvre, de nombreux caillots sont expulsés, et une hémorragie abondante en nappe se fait. »

Un insuccès d'Albarran est fort probablement dû à une hémorragie de même genre (Albarran, Congrès de chirurgie, 1892, obs. III). Pendant l'opération le malade saigna beaucoup : au troisième jour, le périnée est tendu, il y a un peu de fièvre ; on enlève les fils superficiels et il s'écoule quelques gouttes de pus sanglant ; la suture échoua complètement. Nous pourrions citer d'autres exemples, si l'absolue nécessité d'une hémostase rigoureuse n'était admise par tous : il est peu de chirurgiens qui feront la suture dans les cas d'hémorragie en nappe si difficilement coercibles dans cette région.

Ce n'est que lorsqu'il aura pris toutes les précautions ci-dessus que le chirurgien procèdera à la restauration de l'urètre et du périnée, à l'aide de matériaux dont le choix est loin d'être indifférent.

C'est ainsi que la soie nous paraît devoir être abandonnée ; — son aseptisation difficile, sa résorption impossible, la rendent ici très imparfaite. — Quel que soit le procédé de restauration urétrale ou périnéale, toutes les fois qu'on fait à la soie plusieurs plans de suture, on est obligé d'abandonner en pleins tissus périnéaux une certaine quantité de fils, surtout si on a dû jeter quelques ligatures ; et si, malgré tous les soins, il se fait un foyer localisé d'infection, un peu d'infiltration d'urine, la réunion immédiate échoue fatalement. La suppuration devient interminable, ne prenant fin qu'avec l'expulsion de tous les fils.

C'est ce qui se produisit dans un cas de Hägler, qui fit une suture très soignée des deux bouts de l'urètre à la suite d'une rupture traumatique. La réunion immédiate eût été complète sans une petite fistule d'où s'échappait un tout petit jet d'urine pendant la miction. Quinze jours après l'intervention, elle donnait passage à un fil de soie, puis se fermait pour s'ouvrir de nouveau en avril, près de trois mois après. Elle « donne alors passage à deux fils de soie sans issue d'urine », puis se referme. Plus d'un an après, elle se referme pour évacuer un quatrième fil.

Même mésaventure arriva au professeur Socin. Un fil avait été noué dans la lumière du canal. Il ne put s'enkyster et devint un véritable corps étranger, qui, s'opposant au cathétérisme, nécessita un examen endoscopique, quatre mois après, grâce auquel on put le retirer assez facilement. Nous connaissons des cas analogues, et nous les signalons dans nos tableaux ; il n'est pas nécessaire de les rapporter tous ; les exemples précédents montrent le danger de suturer à la soie, dans les réparations périnéales. Nous pensons qu'il y a tout avantage à lui substituer le catgut ou le fil métallique.

Le catgut, qu'on peut obtenir aseptique, est, par sa résorption facile, seul pratique dans la suture à étages. Guyon et Albarran, et tous ceux qui suivent leur technique, l'emploient exclusivement. La sécurité qu'il procure a permis à ces auteurs de multiplier, outre mesure, le nombre des fils nécessaires à la réparation périnéale.

L'enfouissement en pleins tissus d'une trop grande quantité de catgut devient alors un danger, surtout quand on commet l'erreur de laisser traverser par quelques fils l'intérieur de l'urètre.

Semblable faute technique faillit coûter à Joüon un insuccès complet, et il est heureux que son malade, un mois et demi après l'opération, ait rendu spontanément « en urinant, un bloc de nœuds de catgut. »

La suture à un seul plan, celle qui nous paraît la meilleure se fera toujours au fil métallique, la texture et les anfractuosités des fils de soie de gros volume, les faisant absolument rejeter.

Nous ne rappellerons que pour mémoire l'emploi qu'en faisait, le créateur de la résection urétrale, Mollière. Il recon-

stituait bout à bout les segments urétraux par trois ou quatre
anses de fil métallique très fin, qu'il laissait pendre à la partie
déclive de la plaie. L'incision périnéale était refermée par
un seul plan de suture, pénétrant jusqu'au voisinage de l'urètre, et au fil métallique, comme précédemment. Quand il pensait que la réunion était définitive, les fils profonds étaient
enlevés par de légères tractions, qui fatalement devaient
déchirer les tissus péri-urétraux.

On a abandonné cette technique ; la suture au fil métallique
ne peut et ne doit se faire qu'à un seul plan.

Quelle que soit la variété de suture urétrale ou périnéale
choisie, il est un détail technique commun à toutes et que
nous signalerons avant de les décrire. Les fils ne devront
jamais traverser la muqueuse urétrale, mais bien rester toujours sous-muqueux. La question ne se discute plus ; agir
autrement, c'est créer autant de petits orifices par où pour
ront filtrer quelques gouttes d'urine. C'est surtout laisser dans
le conduit urétral une portion libre de l'anse du fil, écueil difficile à éviter dans les séances ultérieures de dilatation, cause
d'un échec total pour Mollière (Thèse Parizot, obs. V), d'é-
chec partiel pour Socin, Tédenat.

TECHNIQE DE LA SUTURE. — Nous allons décrire, avant la
suture à un seul plan, celle qu'emploient actuellement les
classiques.

I. — Suture totale de Guyon et Albarran

Sa technique varie suivant qu'il faut reconstituer l'urètre
périnéal, après l'urétrotomie externe simple ou l'urétrectomie. Après simple incision externe, cette reconstitution est
facile ; elle se complique après résection urétrale, de la, nécessité de refaire le canal. On y arrive par suture bout à bout

des deux segments, et si celle-ci est irréalisable, par l'emploi des parties molles péri-urétrales.

C'est la réparation de l'urètre et du périnée, après urétrec-trotomie, que nous allons décrire en premier lieu.

1° *Reconstitution de l'urètre, après résection, par suture des deux bouts.* — Elle est surtout indiquée dans les cas de résection et de rupture partielle ou totale, lorsque les deux segments sont peu éloignés l'un de l'autre.

Les cas de rupture partielle et ceux dans lesquels la résection respecte la paroi supérieure de l'urètre sont les plus favorables. Dans les deux cas, il reste entre les deux segments un pont épithélial, appelé centre urétrogénique, auquel le chirurgien va faire appel pour régénérer rapidement l'épithélium cylindrique de la brèche urétrale. Il ne reste alors à reconstituer que la paroi inférieure du canal par quelques points séparés de suture au catgut.

On entoure de soins pieux la bandelette muqueuse, et c'est sur elle qu'on fait glisser le bec de la sonde. Si le bout postérieur vers laquelle on la dirige est béant, elle s'y engage en quelque sorte toute seule; elle passe par le périnée dans le cas contraire. On la laisse sortir, et quand sa longueur est suffisante, on présente son bec à l'orifice postérieur, dans lequel conduit nécessairement le pont intermédiaire, la bandelette muqueuse commissurale. Dans les ruptures traumatiques, il sera parfois nécessaire de relever avec une pince, un stylet, les débris flottants de la paroi inférieure qui cachent ce bout postérieur. Dans les cas de résections partielles, pareille précaution est inutile.

C'est donc sur la sonde à demeure que se refera la paroi inférieure.

On commencera par poser les fils latéraux, puis les médians. Placés parallèlement à l'axe de l'urètre, ils ne devront jamais perforer la muqueuse, mais bien glisser à sa face profonde. C'est là un point de technique sur lequel insistent tous les auteurs, avec raison d'ailleurs.

Les fils, séparés de quelques millimètres, seront conduits dans l'épaisseur des parois, jusqu'à cinq millimètres au minimum du point de section, afin que leur rapprochement se fasse sans tiraillement, sans déchirure.

Terrier, en 1886, a signalé avec quelle facilité les parois de l'urètre se laissent sectionner, et cette particularité bien connue nous explique le conseil de Witzel (de Bonn), qui recommande comme très pratique, de passer temporairement deux fils de soie dans les corps spongieux, pour rapprocher ou maintenir en contact les deux segments urétraux pendant que l'on nouera les fils.

Quelle que soit la valeur de ces détails de pratique, on mettra en moyenne six points au catgut fin, le catgut n° 1 le plus souvent, et ce n'est que lorsque la brèche aura été ainsi comblée, qu'on pourra songer à la reconstitution du périnée.

La technique précédente est un peu plus compliquée quand il y a rupture totale ou excision complète de l'urètre sur une plus ou moins grande étendue. La paroi supérieure, le centre urétrogénique n'existe plus, et il faut la reconstituer au même titre que les parois latérales ou inférieures. Disons de suite qu'on renoncera à toute tentative de suture quand l'écartement des deux bouts dépassera 3 à 4 centimètres.

Le temps le plus difficile est le rapprochement des deux parois supérieures ; les fils qui l'assurent seront forcément noués dans la lumière même du canal, ce qui doit être assez délicat et difficile, et ne peut se faire qu'avec l'enlèvement momentané de la sonde à demeure.

Quant à la suture des parois latérales et médiane, elle est la même que dans le cas précédent. Voici, d'ailleurs, magistralement décrite par Lejars, comment on doit faire la suture de l'urètre complètement rompu.

«Pour cela, dit-il, vous ramènerez d'abord les deux bouts au contact par des sutures d'appui et vous achèverez la réunion par un nombre suffisant de points d'affrontement.

» Passez donc dans l'un ou l'autre tronçon trois ou quatre fils fins mais solides, qui chargent une bonne épaisseur de paroi. Attirez en avant la tranche postérieure avec une pince à disséquer, et serrez doucement ces premiers fils qui réalisent un premier rapprochement, une coaptation préliminaire ; *c'est surtout au niveau de la paroi supérieure du canal qu'il est important de placer d'abord, deux bons fils d'appui ;* le reste de la besogne en est singulièrement facilité.

» S'il le faut, ou si la paroi urétrale est trop friable ou trop lacérée, ces premiers fils *la traverseront toute entière* et le résultat n'en sera pas moins bon. »

Telle est, d'après les classiques, la technique suivie dans la suture des bouts sectionnés de l'urètre. Il est des cas où le rapprochement ne saurait être tenté, et chaque fois que l'écartement dépasse 3 centimètres il est inutile d'essayer cette réparation. Il en est de même dans les évidements périnéaux qui suivent l'excision de callosités et de fistules, et qui peuvent arriver à former de vastes cavités dont la réparation doit se faire par seconde intention. Nous avons assisté le professeur Tédenat dans un cas où il réséqua 80 grammes de callosités ; il en résulta une cavité qui aurait admis comme volume une orange. Il eût été impossible de restaurer l'urètre par la suture, et sa reconstitution dut se faire forcément par seconde intention. Mais ce sont là des cas qui sont loin d'être la règle, et très souvent on arrive à refaire un urètre dans d'excellentes conditions avec les tissus péri-urétraux.

2° *Reconstitution de l'urètre par les tissus périnéaux.* — *Suture urétro-périnéale.* — Toutes les fois que la suture urétrale paraîtra impossible, de solidité trop douteuse, ou bien lorsqu'elle sera contre-indiquée par de larges évidements périnéaux, on reconstituera l'urètre par les tissus voisins. L'expérimentation entre les mains de Noguès et la clinique avec de nombreuses observations ont montré l'excellence de pareille méthode, et chacun sait avec quelle facilité les tissus ainsi appelés à refaire le canal se recouvrent d'un solide revêtement épithélial.

La cicatrisation s'achève sans qu'il y ait une tendance plus marquée au rétrécissement que dans la suture bout à bout.

Rien n'est plus simple que la technique suivie par tous les auteurs. Elle consiste à ramasser autour de la sonde à demeure les tissus péri-urétraux. Le chirurgien s'attache à ne choisir que des tissus dont la vitalité lui paraît excellente, et qui par suite sont préférables aux bouts contus de l'urètre.

Un seul plan de suture, à points séparés pour les uns, un surjet pour les autres, suffit à l'enveloppement parfait de la sonde; on sait d'ailleurs avec quelle facilité les plans lamelleux qui constituent le périnée sont mobilisables, et quelle est leur élasticité.

Dans les deux cas que nous venons d'examiner, la brèche urétrale réparée, il faut songer à refermer l'incision périnéale. Le manuel opératoire est alors identique à celui adopté pour l'urétrotomie externe; nous le décrirons avec cette dernière, pour éviter des redites inutiles.

Reconstitution de l'urètre et du périnée après urétrotomie externe. — L'incision périnéale simple est de moins en moins indiquée dans les rétrécisements traumatiques ou blennorragiques, et on lui préfère de plus en plus l'urétrectomie. Incisé sur toute sa longueur, le rétrécisement apparaît comme une bande muqueuse, large en certains points, très resserré en d'autres, à direction plus ou moins sinueuse. Les parois en sont épaissies, lardarcées, saignant peu ; tout autour de ce cylindre fibreux, les muscles et les parties molles semblent déjà envahies par la sclérose. Il semble donc tout indiqué d'exciser toute cette masse, pour être assuré contre toute récidive post-opératoire.

Si on ne fait pas la résection, la réparation du périnée est simple. On fera la suture totale ou à étages, comprenant un plan urétral, un plan pour les parties molles du périnée, un plan pour la peau. Le plan urétral n'est pas de règle absolue ; nombre d'auteurs le suppriment quand il s'agit d'urétrotomie simple.

Le plan moyen destiné à renforcer la suture urétrale est toujours emprunté aux muscles et aponévroses du périnée, et voici quel en est le manuel opératoire emprunté à Noguès. « La suture sera faite à l'aide des fils de catgut nᵒˢ 0 ou 1 : les points seront très rapprochés les uns des autres et chaque interstice sera vérifié à l'aide de la sonde cannelée. Il est encore une précaution qui a une grande valeur : ces points de suture prendront d'assez loin les feuillets lamelleux pour adosser non pas des bords, mais des surfaces ; ce qui rappellera d'assez loin la suture de Lembert.

Lorsque c'est avec ce plan qu'on refait l'urètre, « les deux points antérieurs l'accrocheront aux deux extrémités sans toutefois traverser la muqueuse et passer dans l'intérieur du canal.

» Ce premier plan une fois constitué, la peau sera réunie à l'aide de crins de Florence, les uns profonds et les autres superficiels ; mais afin d'éviter la formation d'une cavité entre ces deux couches et l'accummulation possible de liquide, on les solidarisera en faisant pénétrer les crins dans l'épaisseur même du plan profond. »

Tel est le procédé classique, qui porte le nom de suture totale ou de suture à étages et qu'ont adopté la plupart des chirurgiens à la suite des communications de Guyon et Albarran. Il est pour eux applicable à tous les cas où on demande à la suture la restauration de l'urètre périnéal. Les plans qui le composent quand on a fait la suture bout à bout de l'urètre, après résection ou rupture comprennent :

1° Le plan de sutures urétrales ;
2° Un plan formé des minces lames musculaires du périnée ;
3° Un plan cutané formé par fils superficiels et profonds.

Dans le cas où on a reconstitué l'urètre aux dépens des parties molles, les différents étages de suture se décomposent d'après les observations de Guyon (voir Thèse Noguès) en deux plans (observations 104 et 109) et en trois le plus souvent (observations 103, 105, 106, 107, 111).

Reconstitué en deux plans, le périnée comprend la suture péri-urétrale et la suture cutanée.

Lorsqu'il y a trois plans, ils comprennent :

1 étage de sutures péri-urétrales ;
1 étage de sutures pour les parties molles ;
1 étage de sutures cutanées.

Une modification importante est celle qui *consiste à supprimer l'étage moyen, la suture des parties molles.*

Beaucoup d'opérateurs le jugent inutile, sinon dangereux. La suture urétrale bien faite et vérifiée à la sonde cannelée est pour eux une garantie suffisante contre l'infiltration d'urine, et les muscles et les aponévroses leur semblent constituer une couche trop mince et trop peu résistante pour que leur suture soit obligée. Elle ne compense pas, par ses avantages, les dangers que son enfouissement en plein périnée peut occasionner.

C'est ainsi qu'opéra notre Maître le professeur Tédenat en deux circonstances (observ. III et VIII) du mémoire de Villard et nous avons trouvé nombre d'observations où on ne fit que la suture à deux plans. C'est là, croyons-nous, une première modification heureuse apportée à la technique précédente, et qui a donné d'aussi bons résultats.

II. — Suture de l'urètre seul

Nous ne saurions oublier le procédé sur lequel Genouville a de nouveau attiré l'attention au dernier Congrès de l'association d'urologie. Il consiste à ne reconstituer que l'urètre et à laisser béante la plaie périnéale. C'est évidemment un procédé mixte entre la suture à étages et la réunion par seconde intention. Les opérateurs, et ils sont nombreux qui l'ont employé, ont été guidés par deux idées dominantes. Eviter les cicatrices longues à se faire et riches en tissu rétractile que donne le pansement à plat; se prémunir contre l'infection et la rétention septique tout en reconstituant l'urètre.

La technique en est d'ailleurs très simple, et l'incision périnéale accompagnée ou non de striturectomie, d'excision des fistules se complète par la suture sur la sonde à demeure des parois de l'urètre ou des tissus péri-urétraux, dont quelques points séparés ou un surjet au catgut garantissent l'affrontement exact. La plaie périnéale, largement béante, permet dans le cas douteux de surveiller la suture; on la panse mollement à la gaze iodoformée et elle conserve, tout le temps de la cicatrisation, le meilleur aspect.

La méthode est donc une mesure de prudence ; on tente la réunion *per primam* de l'urètre dont l'échec n'a pas les mêmes conséquences que celle qu'elle aurait avec la suture totale.

III. — Suture à un seul plan. — Urétro-périnéorraphie

Reste enfin le procédé le plus simple de tous, qui permet de reconstituer en un seul plan de suture l'urètre et le périnée.

C'est celui qu'a adopté exclusivement notre Maître M. le professeur Tédenat; il s'applique, nous le verrons, à tous les cas, et nous en faisons volontiers le procédé de choix, comme le plus simple et le plus sûr.

Il n'a pas été employé pour la première fois par M. Tédenat, et nous le verrons signalé dans les tableaux que nous joignons à notre travail.

Voici comment, en un seul temps, notre Maître reconstitue l'urètre et le périnée.

Avec l'aiguille d'Hagedorn, chargée de fil métallique moyen, il pénètre tout près de la bordure cutanée à deux millimètres en dehors des lèvres de l'incision et du côté gauche. L'aiguille traverse ainsi toute l'épaisseur des parties molles, sa pointe se dirigeant d'abord en dehors, puis revenant en dedans pour apparaître bientôt dans le fond de l'incision. On charge alors les parois urétrales ou les tissus péri-urétraux quand ceux-ci doivent reconstituer le canal, autour de la sonde à demeure. L'aiguille est alors conduite, par un chemin inverse du précédent, dans la lèvre droite de l'incision dont elle parcourt toute l'épaisseur, et vient ressortir tout près de la bordure cutanée, à un point symétrique de son orifice de pénétration.

On place ainsi, sur toute l'étendue de la plaie périnéale, quatre à cinq fils au maximum, serrés modérément, et qui coaptent bien les parties molles. Si dans leur intervalle les bords de l'incision paraissent ou sont légèrement béants on peut placer un ou deux fils superficiels, mais c'est le plus souvent inutile.

Tel est le procédé simple par lequel notre maître termine toutes ses urétrotomies externes. Il a ainsi érigé, en principe, une technique déjà connue, mais dont nous n'avons trouvé la description que dans le travail de Villard.

Lucas-Championnière, en 1886, avait fait la suture en un

seul plan, mais sans en donner tous les détails pratiques : il en obtint, d'ailleurs, dans un cas de rupture traumatique, un très beau résultat. Le Dentu est, de tous les auteurs qui ont suivi cette méthode, celui qui est le plus précis sur la façon dont il plaça ses fils. Il reconstitua l'urètre et le périnée en un seul temps, « par quatre fils de fort catgut, qui embrassaient tous les tissus jusqu'au cathéter. »

On ne fait pas de suture indépendante de l'urètre, on ne tente jamais sa reconstitution bout à bout, avec le procédé que nous venons de décrire ; on se contente de rapprocher les lèvres de l'incision, ou bien on en confie la réparation aux tissus juxta-urétraux.

C'est là, sans doute, un reproche qu'on ne manquera pas de nous faire.

La réunion, ainsi assurée, semble avoir sur la suture bout à bout, moins de garanties de solidité et de guérison rapide. Mais ce n'est qu'une apparence, car la clinique, qui est ici grand juge, est toute en faveur du procédé. Les expériences de Noguès, faites pour étager la suture à étages sur des bases solides, sont parfaitement applicables à notre cas, car elles démontrent avec quelle facilité se refait le revêtement épithélial de l'urètre, qui doit tapisser les nouveaux tissus urétraux.

Le retard que peut apporter la suture à un seul plan, à la reconstitution de ce revêtement muqueux, doit être réel ; mais il est pratiquement négligeable, et les malades n'ont pas à en souffrir.

Par contre, un avantage incontestable est, sans contredit, la simplicité de la technique qui préside à la pose des fils. La suture à trois étages est complexe, on ne saurait le nier, puisque tous les jours nous voyons des auteurs chercher mieux. Lucas-Championnière avait signalé cette difficulté à la Société de chirurgie, lorsqu'il disait « que la suture urétrale, ainsi comprise, ajoutait une difficulté de plus à l'opération. » Terrier, à la même époque, mentionnait la fragilité des bouts urétraux, qui se laissent si facilement dilacérer par les fils. Que penser d'une suture qui exige à chaque plan un nombre relativement élevé de fils perdus ? On n'a qu'à parcourir les observations données par Guyon ou Albarran, pour voir que nous n'exagérons rien. C'est, dans un cas, « 8 points de catgut à l'urètre,… la suture du périnée comprend les plans suivants : un premier, mais en arrière seulement, formé par 3 points, réunit les bulbo-caverneux ; un deuxième, réunit par 8 points le tissu cellulaire sous-cutané,… la suture cutanée comprend 3 points profonds, 5 points superficiels. » Dans un autre, 6 points de catgut assurent la réparation urétrale ; cinq nouveaux fils prennent les tissus juxta-urétraux ;… un troisième plan est fait à l'aide de parties molles du périnée,… la peau est réunie à l'aide de cinq crins de Florence profonds et six superficiels. Dans un cas d'Albarran, où la réparation urétrale fut assurée par les parties molles seules du périnée, il fallut « trente fils au moins » pour supprimer toute cavité, tout cul-de-sac, et encore ne parle-t-on pas des fils superficiels ! Qu'aurait-il fallu en plus s'il y avait eu quelques artères à ligaturer ? C'est ce qu'on appelle faire le capitonnage de la plaie. Le mot est très joli, mais il faut être réellement sûr de l'asepsie des fils et de son entourage, pour être convaincu qu'on enfouit sans danger un si grand nombre de sutures dans les tissus ; beaucoup de praticiens hésiteraient à le faire, et quelle que soit l'assurance que semble donner le procédé contre l'infiltration d'urine, nous lui préférons la suture à un plan, qui est assurément plus simple, moins longue et a les mêmes avantages. Elle supprime, nous l'avons dit, l'étage moyen auquel on attache tant d'importance dans la suture totale, cela sans désavantages pour la réunion immédiate. Toutes les parties molles sont solidarisées en un plan unique, où il n'existe aucun décollement, aucun clivage, portes d'entrées ordinaires à l'infiltration d'urine. C'est là un avantage que n'a pas la suture à étages, et il est bien recommandé, « afin d'éviter la formation d'une cavité entre ces deux couches et l'accumulation possible de liquides », de les solidariser « l'une à l'autre en faisant pénétrer les crins dans l'épaisseur même du plan profond. » Si pareille précaution est oubliée, le plan moyen soutien de la suture urétrale présente des dangers incontestables, dont on n'a pas à s'inquiéter avec la suture à un seul plan.

Quant à ses résultats immédiats, ils ont toujours donné à notre Maître toute satisfaction. La suture totale, quel qu'en soit le perfectionnement, a presque toujours laissé passer un peu d'urine, surtout à sa partie postérieure. Le trajet fistuleux est, il faut le reconnaître, transitoire. La suture à un seul plan peut s'accompagner, elle aussi, de la formation passagère d'une fistulette, mais les dangers de l'infiltration sont réduits à rien. Dans aucun cas, il n'a été nécessaire de faire sauter un ou deux fils, et jamais la partie antérieure ou postérieure de la ligne de suture ne se sont désunies. La fusion intime de tous les plans périnéaux nous explique ce peu de tendance aux décollements.

Enfin, et c'est là un de ses avantages, la suture à un seul plan est applicable à nombre de cas, où la suture en étages est dangereuse.

Ce sont les cas douteux, ceux dans lesquels, après urétrectomie et excisions fistuleuses, le chirurgien hésite à réunir des tissus d'asepsie et de vitalité imparfaites. On comprend le peu de sécurité que donne en pareil cas la suture totale, qui rend par sa disposition le drainage illusoire. Rien n'empêchera de réunir par la suture à un seul plan les parties molles, tout en interposant dans les parties profondes de l'incision une mèche de gaze aseptique. Elle forme une bonne soupape de sûreté et, retirée les premiers jours qui suivront l'intervention, ne saurait nuire au succès immédiat.

Notons enfin que la suture à un seul plan nous paraît la plus raisonnable, dans les rares indications que nous étudierons de la suture secondaire. Les conclusions que nous proposons à la fin de ce chapitre seront donc les suivantes :

1° Il faut, pour tenter la réparation de l'urètre périnéal par la suture, assurer une asepsie parfaite.

2° Dans les cas de rupture traumatique, il faut, à l'incision périnéale, joindre l'ablation de tous les tissus mortifiés.

3° Dans les cas de rétrécissements fistuleux avec ou sans résection urétrale, l'excision de tous les tissus douteux s'impose, si on veut tenter la réunion *per primam*.

4° Dans les cas de rupture traumatique, et quand la division du canal est incomplète, il faut entourer de soins pieux et respecter le pont épithélial, vrai centre urétrogénique. Cette indication est moins évidente, quand on tente par excision totale la cure radicale d'un rétrécissement.

5° La suture qui donne le plus de garanties et qu'on doit préférer, grâce à sa technique simple, est la suture à un seul plan, qui doit toujours se faire sur la sonde à demeure.

6° La reconstitution bout à bout de l'urètre n'est jamais nécessaire ; les parties molles péri-urétrales suffisent dans tous les cas à sa réparation.

CHAPITRE II

INDICATION ET CONTRE-INDICATION
DE LA SUTURE URÉTRALE
DANS LES RUPTURES TRAUMATIQUES
DE L'URÈTRE

La plupart des ruptures de l'urètre relèvent de la suture immédiate. Mais s'il est des cas où elle est une obligation, un devoir, il en est d'autres, plus rares, où elle devient un danger et qu'on doit confier à la réunion secondaire.

Ce sont ces deux catégories, si distinctes, de ruptures traumatiques que nous allons étudier. Nous verrons quelles sont celles auxquelles convient la suture immédiate, c'est-à-dire terminant rationnellement l'incision périnéale, quelles sont celles dans lesquelles on peut tenter la suture dite secondaire, et en dernier lieu celles qui ne sont jamais relevables de la suture.

SUTURE PRIMITIVE APRÈS L'URÉTROTOMIE EXTERNE
POUR RUPTURES TRAUMATIQUES DE L'URÈTRE

La majorité des classiques écrit avec juste raison, qu'en pareil cas, l'indication de la suture est le plus souvent indiscutable. Toutes les conditions semblent réunies pour en assurer le succès. Les tissus périnéaux sont sains, et l'urine du blessé, le plus souvent aseptique, est bien tolérée par les tissus, comme l'ont montré les expériences de Menzel, Muron, Patridge. L'état général, malgré les phénomènes de shock, n'est pas aussi gravement atteint qu'il l'est chez les vieux rétrécis, les fistuleux. L'intervention précoce se réduit donc à une simple incision périnéale ; elle devra, non seulement parer à la rétention ou à l'infiltration d'urine, mais être complétée par la réunion immédiate, la suture de toutes les parties molles, urètre compris.

Ces arguments, ligne de conduite de l'opérateur actuel, ne sont classiques que depuis 1885. Jusqu'alors on eût considéré comme une faute opératoire, de suturer un périnée contus, et on pansait à plat. C'est à la suite des travaux de Mollière, de Poncet, de Kauffmann, de Hägler, que la conduite à tenir est devenue tout autre. On a trouvé de multiples avantages à la suture immédiate, et Noguès, reprenant les expériences des auteurs précédents, s'est attaché à démontrer dans son travail, qui fait époque, toute l'importance de la réparation immédiate et méthodique de l'urètre.

On est allé même trop loin, et en France comme à l'étranger on a écrit, qu'ainsi faite, la suture immédiate était un sûr garant contre le rétrécissement traumatique. C'est là une opinion exagérée, nous le démontrerons à l'étude de ses résultats éloignés. Il ne faut demander à la suture immédiate que ce qu'elle peut donner, c'est-à-dire une cicatrice souple faite de tissu non rétractile, une diminution de temps sur la guérison opératoire.

Supprimant la suppuration obligatoire des réunions secondaires, elle n'est pas contraire aux indications d'urgence de l'incision périnéale, prévenir l'infiltration d'urine et en rétablir le cours.

Aussi sera-t-elle la terminaison obligée de la plupart des interventions pour ruptures de l'urètre, et on fera la suture toutes les fois qu'on se trouvera en présence de tissus peu contus, après hémostase définitive, et que la toilette de la plaie sera jugée suffisante pour prévenir toute mortification secondaire des parties molles.

L'indication immédiate, urgente, de reconstituer l'urètre, étant précise il ne restera plus au chirurgien qu'à choisir entre les méthodes qui doivent assurer le plus exactement, la réunion de l'urètre et du périnée.

Sa conduite variera suivant l'étendue des lésions, et l'incision comme la suture seront de règle dans tous les cas graves. Nous dirions volontiers dans tous les cas moyens, et il est à souhaiter que ceux-ci disparaissent définitivement de la nomenclature actuelle. Ils laissent au chirurgien une fausse assurance ; ils l'égarent inutilement dans le choix d'une décision définitive, il faut en rechercher les causes dans les discussions si vagues de la plupart des classiques. La conduite à tenir n'est pas douteuse, M. Forgue le dit avec raison : « Comportez-vous dans ces cas moyens comme dans les cas graves ». Le praticien opte-t-il pour le cathétérisme ? Il faut qu'il soit bien convaincu qu'il arrivera bien difficilement à ne pas infecter son foyer de rupture. Est-il partisan de la sonde à demeure ? Il faut qu'il se souvienne de la statistique de Terrillon, qui note des complications douze fois sur vingt-sept observations.

Ce sont là des manœuvres « qui ne font que retarder pour faire moins bien », et sitôt qu'il y aura la moindre tuméfaction périnéale il faudra faire l'urétrotomie externe. « L'incision périnéale hâtive, dit M. Forgue, permettra de vider la poche des caillots, d'assurer l'hémostase stable et la désinfection primitive, de placer sans dégâts aveugles une sonde à demeure, de prévenir le rétrécissement si rapide à se former, qu'après deux ou trois semaines, Guyon et Lefort ont trouvé l'urètre coarcté. L'intervention immédiate sera plus aisée, mieux accueillie du blessé, moins périlleuse, plus conforme à nos habitudes opératoires actuelles que l'urétrotomie secondaire faite en des tissus travaillés par l'inflammation et déjà infectés ». C'est la seule conduite rationnelle à retenir ; en thérapeutique chirurgicale, les cas moyens n'existent pas.

Dans les cas dits moyens comme dans les cas graves, l'incision périnéale conduira directement sur l'urètre, qu'on trouvera avec des lésions variables.

Que la rupture soit partielle ou totale, c'est la suture à étages que conseillent les classiques pour réparer la brèche et reconstituer le périnée.

Dans les ruptures incomplètes, il faudra se garder dans la toilette du foyer de rupture d'attenter à la bandelette commissurale d'épithélium urétral, seul vestige de la paroi supérieure, trait d'union entre les deux segments.

Dans tous les cas, on fera la suture bout à bout sur la sonde à demeure, comme le veulent Guyon et ses élèves. La technique de cette reconstitution est empuntée à la thèse de Delaunay : « On s'arme de la petite aiguille de Reverdin et d'un fin catgut, et on passe quatre fils, le premier sur la paroi supérieure, le second sur la paroi inférieure, le troisième sur la partie latérale droite, et le dernier sur la paroi latérale gauche. Ces fils sont passés successivement dans le bout postérieur, puis dans l'intérieur, assez loin de la rupture à 1/2 centimètre au moins, sans cela au moment de la traction sur le fil, il y aurait déchirement. Par-dessus ce premier plan, on en fait un second de points transversaux avec du catgut plus fort. Ces points prennent les tissus périnéaux... Lorsqu'on les noue, ils forment une seconde couche musculo-aponévrotique, qui vient s'appliquer sur la suture de l'urètre qu'elle complète et renforce. »

Cette technique minutieuse a quelquefois de sérieux inconvénients, et on peut se demander ce que devient, dans les cas de rupture incomplète, la paroi supérieure du canal restée saine, quand on a rapproché les parties déchirées. Il est évident qu'elle doit former une plicature, comme aussi il est forcé qu'un des fils, le postérieur, dans le cas de rupture totale, soit noué dans l'intérieur du canal. Aussi à cette reconstitution bout à bout, M. le professeur Forgue préfére-t-il la suture péri-urétrale. Voici d'ailleurs la technique qu'il conseille et qui nous renseignera sur la façon dont on comprend dans les deux cas la reconstitution par étages du périnée : « Un plan profond de points perdus au catgut ou à la soie, rapprochera autour de la sonde les tissus juxta-urétraux des deux bouts ; car à part les cas de plaie nette du canal, il serait bien malaisé de suturer l'urètre et rien que lui ; Terrier et Championnière l'ont fait observer avec raison. Deux observations de Socin démontrent néanmoins la possibilité de cette urétrorraphie circulaire par des points de soie comprenant toute l'épaisseur de la paroi, y compris la muqueuse. Un second plan de catgut ou de soie aseptique affrontera la partie musculo-aponévrotique de la plaie ; la peau et le tissu cellulaire seront cousus par un dernier étage. »

La suture des deux segments n'est nullement nécessaire, en effet, à la guérison rapide et complique inutilement la technique. Elle n'est pas sans dangers, surtout dans les cas de rupture totale, pour lesquels nous n'admettons pas comme on l'a eu fait la dissection des deux bouts de l'urètre, leur isolement, afin de faciliter leur coaftation.

La conduite classique est donc de suturer l'incision périnéale en trois plans. Hâtons-nous de dire qu'elle n'est pas adoptée par nombre d'auteurs.

Comme on pourra le voir plus loin, dans les observations, beaucoup suppriment l'étage moyen de la suture après en avoir reconnu soit les inconvénients, soit l'inutilité.

Ils se bornent à reconstituer l'urètre, prenant ensuite dans un plan unique les plans musculaires du périnée et la peau,

C'est ce qu'ont fait Estor, Guermonprez, Jalaguier, Wool-combe.

D'autres, craignant l'infiltration d'urine, suturent simplement les parois de l'urètre, laissant le périnée béant se reconstituer par seconde intention. C'est une mesure de prudence que n'a pas toujours suivi le succès, comme on pourra le voir. Vrai procédé mixte, il semble n'avoir que peu d'indications et n'activer la guérison que d'une façon très discutable. Genouville admet qu'avec son emploi, la plaie se ferme en quinze ou vingt jours.

A notre chapitre des résultats immédiats, nous dirons ce qu'a donné le procédé ; dès à présent, il nous semble contraire à cette division bien classique : il faut ou il ne faut pas suturer.

Dans la suture à un seul plan, on ne fait jamais la suture urétrale bout à bout et la reconstitution de l'urètre est donc confiée aux parties molles.

Le chirurgien n'abandonne aucun fil dans les tissus contus, toujours causes de surprises. Les fils embrassant dans leurs anses tout le périnée, il n'y a pas de place libre permettant l'infiltration d'urine.

Elle nous paraît être, dans les cas où la suture s'impose comme dans les cas douteux, le procédé le plus simple et le plus sûr, le procédé de choix.

Sa technique n'a rien de spécial dans le cas qui nous occupe : inutile de dire qu'elle doit se faire ici, comme toujours, sous les plus rigoureuses garanties d'asepsie.

SUTURE SECONDAIRE APRÈS L'URÉTROTOMIE EXTERNE POUR RUPTURES TRAUMATIQUES

La suture secondaire, celle qui tente de réunir les parois urétrales quelques jours après l'incision périnéale, n'est guère usitée. Ses indications sont peu précises et très discutables.

Le plus souvent il s'agit de réunir les deux bouts de l'urètre, qu'une première intervention n'avait pas permis de trouver. Par une large incision périnéale, le praticien a mis son malade à l'abri de la rétention, de l'infiltration d'urine, et a hésité, avec raison, à entreprendre la taille hypogastrique, le cathétérisme rétrograde. Le lendemain ou quelques jours après, il a retrouvé le bout postérieur et mis à demeure une sonde.

Il tente alors de rapprocher les deux bouts : il fait la suture secondaire.

Dans un autre cas, la suture primitive a échoué ; des accidents d'infiltration d'urine sont survenus, qui ont nécessité la réouverture large de l'incision. Tout danger ayant disparu, on se trouve bientôt en présence d'une plaie, à bourgeons charnus vivaces, proliférant activement ; on peut alors être poussé à isoler les deux bouts de l'urètre et à les réunir sur la sonde à demeure.

D'autres fois, des accidents locaux, abcès urineux, fistule purulente, se sont opposés à la réunion *per primam*. Un traitement énergique en a eu facilement raison et l'aspect excellent de la plaie périnéale béante, peut, semble-t-il, autoriser le chirurgien à compléter l'intervention par la suture urétrale secondaire.

Pour légitimer pareille conduite, il faut voir quels ont été les résultats obtenus. Si la suture secondaire abrège la durée du traitement, elle devient une méthode à vulgariser.

Pour en établir la valeur, on doit se baser uniquement sur les observations publiées jusqu'à ce jour.

Voici tout d'abord un cas où elle donna un succès remarquable. Il appartient à Fontan (observation I, in thèse Duranton), qui, le 3 avril, fit d'urgence l'urétrotomie externe pour rupture traumatique de l'urètre : le bout postérieur ne put être retrouvé et les deux jours qui suivirent l'opération le malade urina largement par le périnée. Le troisième jour, on pénétra dans le bout postérieur on fit une suture péri-uré-trale autour de la sonde à demeure. Le 12 avril, la plaie laissa sourdre quelques gouttes d'urine, et le 25 avril (22 jours après), la cicatrisation était complète.

Le cas de Fontan est donc favorable à la suture secon-daire. Mais il est le seul que nous ayons trouvé de ce genre.

C'est ainsi qu'elle échoue à peu près complètement dans un cas de Delorme, qui avait fait une suture secondaire cinq jours après l'échec de la suture immédiate. La guérison de deux fistulettes causées par des fils de soie se fit attendre plus d'un mois.

Dans un cas de Symonds, la suture urétrale se désunit — le 9 août on fit un avivement et on resutura des deux bouts urétraux. Le 26 août, quinze jours après la plaie était guérie sauf une petite fistule qui persistait en décembre.

Nous pourrions citer le cas d'Heydenreich qui comme les deux précédents n'est pas favorable à la suture secondaire c'est dire que le chirurgien n'a pas à en attendre beaucoup. Après l'échec de la suture totale, l'urètre est voué à la reconstitution par seconde intention, et nous savons que dans le cas de rupture traumatique, elle se fait ordinairement très vite. Rapidement la plaie devient rosée, granule bien, et sera d'autant plus vite fermé qu'elle suppurera peu. Pourquoi gêner le processus régulier de cicatrisation? L'intervention que nécessite la suture, est assez importante, comporte une anesthésie totale, des soins post-opératoires, longs et minu-tieux ; Elle met le malade dans deux alternatives. Fait-il sa réunion *per primam?* Sa guérison qui était assurée dans les limites ordinaires avant l'intervention, est à peine avancée de quelques jours. La suture vient-elle à échouer? Les quelques

jours d'avance, se calculent alors par des semaines de retard ;
tout est à recommencer.

Ne vaut-il pas mieux confier « à la bonne nature » la réparation du périnée, tout en la surveillant pour prévenir la formation possible d'une fistulette? On est toujours à temps
quand elle persiste d'en aviver le trajet et de le fermer par
un ou deux points de suture.

Aussi pensons-nous que la suture secondaire ne doit être
tentée que dans les deux ou trois premiers jours qui suivent
l'incision périnéale ; c'est le cas dans lequel se trouvait Fontan, le seul d'ailleurs où elle mérite véritablement le nom de
secondaire.

Le chirurgien se trouve alors en présence d'une large incision périnéale faite d'urgence la veille ou l'avant-veille, qui
assurait très bien l'écoulement de l'urine. La plaie a eu le
temps de se déterger, et se trouve débarrassé des caillots
sanguins. La recherche du bout postérieur est facile, guidée
au besoin par l'issue de l'urine au moment de la miction.
Quelques coups de ciseaux ébarbent les parties douteuses,
musculaires ou aponévrotiques ; il peut sans danger tenter la
suture secondaire.

A cause de sa sécurité plus grande et de sa technique plus
plus simple c'est à la suture juxta-urétrale à un seul plan
qu'il confiera avec Lucas-Championnière, Le Dentu et Téde
nat, la reconstitution de l'urètre et du périnée.

C'est là, croyons-nous la seule indication de la suture secondaire, le seul cas ou son efficacité puisse être facilement
soutenue.

CONTRE-INDICATIONS DE LA SUTURE PRIMITIVE DANS LES RUPTURES TRAUMATIQUES DE L'URÈTRE

Les cas où l'on doit suturer sont la majorité, quand on
intervient rapidement, et nous avons dit tout le bénéfice

que donne cette reconstitution précoce de l'urètre. Mais il en est d'autres dans lesquels la suture primitive est dangereuse, et doit être rejetée systématiquement. Ce sont ceux qui s'accompagnent de désordres anatomiques considérables, ceux dont le foyer de rupture s'est infecté secondairement.

Les désordres anatomiques dont la gravité s'oppose à la réunion immédiate sont variables. Les plus fréquents sont l'attrition, le broiement des tissus périnéaux que la contusion a irrémédiablement compromis ; le décollement des corps caverneux, l'arrachement du ligament de Carcassonne, la fracture des branches ischio-pubiennes, du pubis. ces dernières accompagnées presque fatalement d'épanchements sanguins intrapelviens. Rien n'est plus irrégulier que les foyers formés par l'hémorragie qui suit ces délabrements. Du côté des teguments, on les voit s'étendre au loin, vers le scrotum, la racine des cuisses ; la destruction de l'apronévrose de Carcassonne leur ouvre l'espace pelvi-rectal supérieur, aux suppurations si faciles et si redoutables.

La seule indication capitale est alors d'assurer le cours de l'urine et d'éviter son contact avec tous ces tissus meurtris. Une large incision périnéale laissée béante, assurera mieux que tout cet écoulement, tout en permettant au chirugien d'arrêter l'hémorragie, et d'enlever dans la plaie tout ce qui lui semblera voué à l'élimination.

La recherche du bout postérieur est alors difficile. Est-elle nécesaaire pour sauver la vie du malade, ou pour assurer la restauration de l'urètre? Nous ne le croyons pas. Nous sommes loin de conseiller de se limiter à l'incision périnéale simple ; il faut rechercher soigneusement le bout postérieur, examiner à la sonde tous les orifices, toutes les dépressions, faire en un mot la revue la plus attentive de la partie profonde et postérieure de la plaie. Les petits moyens qui facilitent cette recherche (Procédés de Gayet, de Le Fort, de Rochet)

ne sont que des subtilités, et les autres sont dans le cas présent inapplicables ; il est inutile de s'y attarder.

Mais nous croyons aussi, sauf les cas qui s'accompagnent
de rupture vésicale, qu'il est inutile pour ne pas dire dangereux de faire le cathétérisme rétrograde. L'incision franche
du périnée suffit à assurer l'écoulement de l'urine, et la restauration de l'urètre ne s'impose pas d'une façon absolue ; les
deux bouts sectionnés n'auront jamais le temps de se rétré-
cir avant qu'on ne les ait retrouvés les jours qui suivent le
traumatisme.

Le cathétérisme rétrograde ajoute à la gravité de l'opération un total de 8,9 0/0 de mortalité d'après le travail du
professeur Estor. Dans cette remarquable monographie, il
n'y a d'ailleurs que cinq ou six cas de cathétérisme rétrograde
pour ruptures traumatiques récentes ; sans nul doute la mortalité serait plus lourde si on faisait, comme le veulent Chalot
et Tuffier, le cathétérisme rétrograde primitif chez les malades
à ruptures graves de l'urètre, avec ou sans fractures du
pubis. Il nécessite d'ailleurs des habitudes chirurgicales et la
possession d'une technique que n'ont pas tous les praticiens.
Tous savent et font l'incision périnéale ; beaucoup ne sau-
ront ou ne pourront faire une taille hypogastrique. Il faut être
pour cela dans des conditions spéciales d'assistance et de
milieu, très difficiles à rencontrer ailleurs qu'à l'hôpital. De
plus, à la campage, « où un accident malencontreux peut faire
perdre le bénéfice de ses manœuvres toujours délicates », il
faudra laisser ouverte la vessie, nouvelle complication, nouvelle cause d'accidents possibles. Aussi sommes-nous pleinement de l'avis de notre maître Tedenat, quand il écrit : « La
taille hypogastrique et le cathétérisme rétrograde sont un
pis-aller, qu'un chirurgien de profession doit savoir éviter
dans presque tous les cas. »

Comme conclusion, nous dirons avec Lejars (dont nous adoptons en partie les idées) que, dans le cas de ruptures traumatiques graves, ceux dans lesquels la suture ne peut se faire tant qu'on n'a pas trouvé le bout postérieur, qu'il faut « laisser les choses en l'état, remplir la plaie périnéale de gaze mollement chiffonnée et attendre en vidant au besoin la vessie par ponction hypogastrique. »

C'est la conduite qui nous paraît la plus sûre pour le malade, la plus sage pour le chirurgien.

L'autre contre-indication à la suture est l'infection du foyer de rupture urétrale. Il arrive dans des cas moyens ou graves, que l'incision périnéale est retardée par le médecin qui hésite à intervenir et après de nombreux essais de cathétérisme, pare aux accidents immédiats par des ponctions hypogastriques répétées. L'infiltration d'urine persistant, au bout de quelques jours éclatent du côté du périnée, des accidents formidables, indices trop certains de l'infection locale ; si des essais de cathétérisme douteux peuvent en être rendus responsables, il faut dire aussi que bien souvent le malade a fourni lui-même les germes cause des accidents.

L'urine, on le sait, n'est pas dangereuse pour les tissus, lorsqu'elle est aseptique. Mais il est imprudent de compter sur cette donnée, dans les infiltrations qui suivent les ruptures urétrales. Normalement, l'urètre le plus sain se trouve habité par de nombreux germes dont certains sont pathogènes ; leur développement nécessite certaines conditions, toutes réalisées par le traumatisme. Les accidents éclatent avec d'autant plus de rapidité, qu'à l'urine devenue septique, s'ajoutent des épanchements sanguins, vrais corps étrangers, où baignent des tissus contus, voués au sphacèle, conditions éminemment favorables à la multiplication des germes. On assiste alors à l'évolution rapide d'un phlegmon diffus à tendances gangréneuses, dont la gravité assombrit singulièrement le pronostic.

L'incision périnéale peut seule sauver le malade. On la lais-
sera béante, la suture ne pouvant être qu'un obstacle à l'issue
nécessaire des liquides septiques, et c'est autour de la sonde
à demeure que devra se faire par seconde intention la reconstitution de l'urètre. Mais les incisions de décharge toujours
nécessaires à l'élimination des tissus escarrifiés, l'extrème
virulence contre-indiquent l'emploi de la sonde à demeure
placée le jour même de l'intervention. Ce n'est que lorsque
la plaie aura pris un aspect plus rassurant, et que les accidents
généraux auront disparus sans retour, qu'il faudra confier à la
sonde le soin de guider la réparation urétrale.

CHAPITRE III

INDICATIONS ET CONTRE-INDICATIONS DE LA SUTURE APRÈS LES OPÉRATIONS POUR RÉTRÉCISSEMENTS DE L'URÈTRE

Après une urétrectomie, après l'excision de trajets fistuleux, la reconstitution de l'urètre se fait le plus souvent par suture. Mais il est des cas où elle devient très discutable, d'autres où elle est nuisible ; il nous faut donc en examiner soigneusement les indications, tout comme nous l'avons fait dans les cas de ruptures traumatiques.

Elle s'impose, devient indiscutable après l'urétrotomie externe ou l'urétrectomie, lorsqu'il s'agit de rétrécissements traumatiques ou blennorragiques récidivants ou irritables, sans fistules, sans lésions vésicales graves. En pareil cas, il ne faut pas hésiter à faire une opération aussi complète que possible et ne pas se limiter par crainte de ne pouvoir suturer les deux bouts de l'urètre. Celui-ci sera entièrement libéré de sa gangue fibreuse ; nous savons, en effet, que quelle que soit la brèche qui résulte de l'intervention, sa réparation est toujours rapidement assurée par la suture juxta-urétrale. Nous lui accordons la préférence sur la suture bout à bout. Les tissus auxquels on fait appel pour reconstituer l'urètre libéré de sa ceinture rétractile sont sains, souples, peu infectés, favorables à la réunion par première intention.

Les cas où la suture devient discutable, sont ceux dans

lesquels on a fait la striturectomie avec excision de trajets fistuleux. Ce sont les plus fréquents, ceux qu'on a toujours discutés depuis la célèbre communication de Bourguet (d'Aix).

Tout est ici subordonné à la gravité des lésions. Existait-il simplement un ou deux petits trajets fistuleux avec induration peu étendue? Il faut évidemment suturer, quand on a soigneusement réséqué le trajet et les callosités environnantes. Cette excision laisse alors en présence des tissus d'excellente nutrition ; le drainage n'est pas ici d'indication absolue et on n'aura recours au petit drain postérieur que si l'asepsie paraît douteuse.

Mais les fistules, au lieu d'urine, peuvent laisser sourdre du pus. Leur trajet ne conduit pas directement dans l'urètre, mais traverse de véritables poches intermédiaires plus ou moins étendues. Ces clapiers sont d'anciennes tumeurs urineuses qui, bien qu'enflammées, ont conservé leurs parois épaissies, incapables de rapprochement, ou encore des abcès urineux passés à l'état chronique, à surface interne tomenteuse, véritable membrane pyogénique. La suture, même dans les cas où il y a une poche de dimensions médiocres, nous paraît peu indiquée ; les tissus ont ici une vitalité plus que douteuse ; il est quelquefois difficile d'extirper complètement les parois suppurantes, et mieux vaut laisser la réparation de l'urètre au bourgeonnement des tissus que de risquer un échec de la suture, bien fait pour aggraver des lésions déjà inquiétantes.

Restent maintenant les contre-indications que l'on peut deviner par les lignes qui précèdent. Reprenant les mêmes divisions que ci-dessus, nous dirons qu'il est des cas où le nombre des fistules qui taraudent le périnée nécessite des interventions qui ont pour résultat la formation de larges cavités que l'on doit laisser se réunir par seconde intention. On pensait faire une simple urétrectomie et on se trouve

amené, pour faire la cure radicale du rétrécissement, à enlever 6 à 7 centimètres d'urètre, transformé en une masse
fibreuse, à évider en quelque sorte le périnée pour en réséquer tous les trajets fistuleux, et cela de la racine des bourses
jusqu'à l'aponévrose de Carcassonne. La cavité ainsi formée
peut admettre une mandarine, une orange ; il va sans dire
qu'en pareil cas la réunion est impossible. A plus forte raison la suture est-elle contre-indiquée si pareils délabrements
ont été nécessités pour exciser les parois d'anciennes tumeurs
ou d'abcès urineux. L'opérateur hésitera toujours à rapprocher
les tissus, quelle que soit l'étendue de l'intervention. N'a-t-il
pas à redouter d'inclure des restes des parois suppurantes
au milieu de tissus scléreux peu sûrs, pathologiques, ayant
perdu leur souplesse, de tissus « baptisés d'infection », comme
le dit le professeur Tédenat ?

Enfin, il nous semble inutile de signaler comme contre-
indications absolues à la suture, les cas d'infiltration d'urine
chez les rétrécis qui commandent toujours une intervention
d'urgence. Celle-ci permet de faire d'une pierre deux coups
et, tout en assurant l'issue de l'urine, d'enlever l'obstacle à
son libre cours, de faire la stricturectomie. C'est alors au
bourgeonnement des tissus sur la sonde à demeure que l'opérateur doit confier la réparation urétrale.

Dans d'autres cas, ce sont les lésions de la vessie ou des
reins qui fourniront des contre-indications importantes. Chez
les vieux rétrécis, les fistuleux multiples à périnée suppu-
rant, on peut dire que ces complications vésicales ou rénales
sont la règle. Leur gravité s'accroît avec l'ancienneté des
lésions ; l'urine stagne d'abord dans la vessie distendue, puis
y devient rapidement virulente ; la cystite douloureuse suit
de près, bientôt compliquée, à son tour, d'uretéro-pyélo-né-
phrite. Les malades ont, pour un rien, des crises de fièvre urineuse grave ; ils sont pâles, amaigris, dyspeptiques ; leurs

urines sont boueuses, purulentes, et souvent il existe de véritables crises de dysurie qui, par les vives souffrances qu'elles
provoquent, aggravent encore leur situation.

En pareil cas, l'urétrotomie externe avec large incision
périnéale est, en quelque sorte, une intervention d'urgence,
la seule chance de salut; il sera, on le comprend, peu raisonnable de la terminer par la suture.

Quelle sera donc la conduite à tenir dans les cas qui précèdent? Le plus souvent on confiera la reconstitution de l'urètre à la cicatrisation secondaire guidée par la sonde à demeure,
et le plus tôt possible le chirurgien se préoccupera de calibrer
et d'assouplir les parois du canal par des séances régulières
de dilatation.

Ce sont là les cas simples; il en est d'autres où la réparation de l'urètre périnéal devient une question très discutée.
Ce sont ceux qui s'accompagnent de résection urétrale très
étendue ou encore d'un véritable évidement du périnée, que
nécessite la recherche de tissus sains, capables de se réunir
rapidement.

Faut-il en pareil cas imiter la conduite de Poncet et créer
un méat périnéal ou bien s'efforcer de reconstituer l'urètre?

L'urétrostomie périnéale chez les rétrécis est une opération
excellente, mais qui ne trouve d'indications que chez les
rétrécis âgés, récidivistes de diverses urétrotomies ou urétrectomies, à lésions vésico-rénales anciennes. Chez les jeunes,
les destructions étendues du canal ne sont que très rarement
impossibles à réparer, et, grâce à la dilatation, le résultat
n'est pas en pareil cas aussi défectueux qu'il le paraît. Sans
doute, il ne faut pas s'acharner à leur refaire un urètre, et,
comme le dit Coignet: « il ne faut pas sacrifier le fonctionnaire
pour rétablir la fonction. » Mais on peut, grâce à une technique surtout en usage en Angleterre et que nous avons vu

employer par le professeur Tédenat, arriver à des résultats aussi satisfaisants que ceux de l'urétrostomie périnéale.

Celle-ci réalise bien la « cure radicale du rétrécissement », mais en transformant le malade en hypospade périnéal. C'est là une infirmité incontestable, le point faible de la méthode appliquée aux rétrécis traumatiques ou blennorragiques jeunes. Tous les malades n'accepteront pas si facilement la miction accroupie, ceux surtout que préoccupe la guérison de leurs fistules. Chez tous on ne pourra légitimement supprimer le pouvoir fécondant, et, malgré les érections possibles et la persistance des sensations voluptueuses de l'éjaculation, tous ne sont pas dans le cas du malade de Poncet « qui était célibataire et n'était pas fâché d'éjaculer derrière son rideau scrotal, ce qui le privait de bien des inquiétudes. »

Nous le répétons, nous sommes persuadé des bons résultats de l'urétrostomie, mais chez les rétrécis déjà âgés et récidivistes. Nous lui préférons dans tous les autres cas la méthode suivante qui permet de reconstituer l'urètre, tout en mettant le malade à l'abri d'accidents locaux du côté de la plaie.

L'opération consiste essentiellement à dériver pendant quelque temps le cours des urines par une sonde à demeure traversant le périnée, pendant que celui-ci et l'urètre antérieur cicatrisent et refont un canal suffisant, sur une bougie laissée à demeure.

L'incision périnéale a permis d'arriver sur l'urètre entouré de sa gangue fibreuse ; on l'excise, en tâchant autant que possible de respecter sa paroi supérieure, et cela largement en avant et en arrière, tant qu'on a pas la certitude d'être en tissus sains ; il en est de même pour les trajets fistuleux.

Le plus souvent, il s'agit de rétrécissements multiples, où s'étendant jusqu'à la portion pénienne. Il faut alors joindre l'urétrotomie interne à la section périnéale. Pour cela on peut avoir recours à l'urétrotome de Maisonneuve et inciser d'avant en arrière ; mais cela nécessite quelques longueurs qu'on peut éviter au malade en faisant, comme M. Tédenat, l'incision interne au bistouri et d'arrière en avant.

Un bistouri boutonné à lame longue et étroite est introduit par la plaie périnéale dans la portion pénienne de l'urètre. La verge est fortement ramenée en arrière, plissée en quelque sorte sur la lame qui vient ressortir par le méat.

Le tranchant du bistouri, appliqué sur la paroi inférieure du canal, est alors ramené en arrière, incisant tous les rétrécissements, et cela à la Reybard, c'est-à-dire largement, jusqu'à ce qu'on sente la lame du bistouri sous la peau (1).

Même incision est faite dans le bout postérieur. On glisse alors dans la vessie une sonde de Malécot qui va servir de drain vésical et assurer un libre cours à l'urine. Un fil métallique, qui entraverse les parois, la fixe à la partie postérieure de l'incision.

Par le méat on introduit ensuite une bougie n° 17 à 20, qui, traversant toute la portion pénienne, vient sortir par l'incision périnéale.

Sur elle, on rassemble quand on le peut les tissus péri-urétraux et on suture les lèvres de l'incision en un seul plan.

L'état des tissus permet-il de douter de la réunion immé-

---

(1) Cette section interne, combinée à la section externe, est faite systématiquement dans tous les cas d'urétrotomie externe par M. Tédenat. C'est un point de technique que nous aurions longuement signalé et que nous croyons excellent. Il donne au chirurgien l'assurance d'une opération complète, et réduit à néant ce reproche classique de laisser intacts les rétrécissements pénieux, ou de l'urètre membraneux. Il diffère totalement de l'urétrotomie interne combinée à la section externe, comme la recommande Harrisson et comme l'ont faite souvent Guyon et Albarran. Ces auteurs se servent de l'urétrotome de Maisonneuve et n'incisent que la paroi supérieure. L'incision au bistouri qui sectionne véritablement les rétrécissements qui siègent à la paroi inférieure est autrement préférable que la scarification de l'urétrotomie interne.

diate ? Une mince mèche de gaze interposée entre les deux lèvres de l'incision fera drainage.

La suture terminée, on se trouve en présence d'une ligne d'incision livrant passage à sa partie postérieure à la sonde à demeure, à la bougie de la partie antérieure de l'urètre et à la mèche de gaze si on l'a jugée utile.

Dans les cas où l'exérèse urétro-périnéale est trop considérable et où on ne peut suturer la cavité qui en résulte, on bourre celle-ci de gaze iodoformée, mollement chiffonnée, qu'un pansement compressif suffit à maintenir en place.

Les soins post-opératoires n'ont rien d'anormal. On enlève la bougie placée dans l'urètre antérieur, dès le second jour, et la sonde à demeure le cinquième ou le sixième.

Si on a fait la suture, on se trouve en présence d'une cicatrice périnéale en bonne voie de guérison, mais présentant à sa partie postérieure un orifice par où passaient la sonde à demeure et la bougie. Large fistule, elle évolue plus ou moins rapidement vers la guérison, absolument comme s'il s'agissait de l'échec partiel d'une suture totale du périnée.

Quand son calibre se réduit à n'être plus qu'un tout petit trajet, l'urine reprend ses voies naturelles, et Ward Cousin assure n'avoir jamais eu à déplorer de fistulisation permanente par ce procédé qu'il emploie journellement.

Lorsqu'on n'a pu suturer, on laisse la plaie se combler peu à peu par bourgeonnement, qu'on dirige avec la sonde à demeure. Le malade est condamné pendant un temps assez long à pisser par sa brèche périnéale. Mais celle-ci se comble toujours plus vite que ne pourraient le faire penser l'étendue des lésions. Ne se trouve-t-on pas en présence de tissus souples débarrassés des masses calleuses, des trajets fistuleux, qui s'opposaient à leur vie normale ?

Aussi dès les premiers jours faut-il avoir recours à la dilatation, qui va rendre à l'urètre antérieur son calibre normal et tracer la voie à l'urine. On est sûr de rétablir ainsi la continuité de l'urètre dans des conditions autrement avantageuses pour le malade que l'urétrostomie périnéale.

C'est donc à cette méthode qu'on donnera la préférence quand on ne pourra suturer le périnée, et qu'on ne voudra pas imposer au malade l'infirmité qu'est le méat périnéal. Nous en donnons une observation inédite, qui nous a facilement convaincu de sa supériorité.

Toute cette discussion, un peu longue, se rapportait, il nous a semblé inutile de le dire, à la suture primitive, qui est seule importante.

La suture secondaire, celle qu'on pourrait être tenté de faire les jours qui suivent l'intervention, nous paraît être facilement soutenue.

Il est remarquable d'assister à la réparation de l'urètre périnéal, dans le cas où la plaie se réunit par seconde intention.

Avec la disparition du rétrécissement, et le rétablissement du libre cours des urines, on voit fondre en quelque sorte les callosités que l'intervention n'avait pu atteindre ; les tissus périnéaux s'assouplissent, et la plaie bourgeonne avec une rapidité souvent surprenante.

Est-il légitime, en pareil cas d'activer la réunion par quelques points de suture ? Assurément non, car il faudra aviver la plaie, remettre pendant un certain temps la sonde à demeure, c'est-à-dire faire une intervention dont le bénéfice est tout problématique. Ne suture-t-on pas des tissus en voie de réunion secondaire, c'est-à-dire d'asepsie plus que douteuse ? S'il se produit dans les interventions à grands délabrements un trajet fistuleux, il vaut mieux, comme nous l'avons vu faire une fois à M. le professeur Forgue, attendre que les dimensions en soient définitivement établies. Un simple avivement et deux à trois fils suffisent avec l'aide de la sonde à demeure à en amener la guérison en quelques jours.

C'est d'ailleurs là conduite que suivent la plupart des opérateurs, et les cas d'urétrotomie ou d'urétrectomie pour suture secondaire sont relativement rares.

L'un des plus intéressants est celui qui constitue l'observation XI de la thèse de Wartel. Il s'agit d'un rétrécissement infranchissable dû au traumatisme et à la blennorragie et pour lequel, le 28 septembre 1884, Guermonprez fit l'urétrotomie externe. Il fut arrêté avant la fin de l'opération par des accidents généraux graves, et tout se borna à une large incision périnéale, par où l'urine s'écoula librement jusqu'au 7 octobre. A cette date, le champ opératoire était recouvert de bourgeons charnus de très bel aspect : « Sur la sonde à demeure le chirurgien rapprocha au moyen de deux points de suture les tissus urétraux et juxta-urétraux ; trois points passés réunirent les parties superficielles. Toutefois, l'affrontement resta incomplet vers la partie la plus antérieure et la plus postérieure de la plaie ; aucun drain n'y fut placé. La suture tint, mais il resta deux petites fistules qui ne se fermèrent qu'en fin novembre.

Kermisson, dans un cas de rétrécissement traumatique avec fistule, fit une urétrotomie externe et n'osa suturer. « Douze jours après la plaie bourgeonnant bien, on avive les surfaces cruentées et on les réunit par quatre points profonds au fil d'argent et cinq au crin de Florence. Pas de suture du l'urètre. » La sonde à demeure reste en place du 28 août au 5 octobre, et à cette date il passait un peu d'urine par une fistule consécutive à l'intervention.

Voici maintenant un cas de Lübbe. Il s'agit d'un malade de trente-six ans, atteint de rétrécissement blennorragique infranchissable. Le 2 octobre 1897, on fit la résection du rétrécissement et la reconstitution immédiate de l'urètre par suture bout à bout. Malgré la sonde à demeure qui fut laissée en place vingt et un jour, vingt-deux jours après, le 24 octobre, la moitié de l'urine passait par la plaie. Le 29, Lübbe en aviva soigneusement les bords et refit sa suture. De nouveau il y eut échec partiel, et cela malgré le maintien de la sonde jusqu'au 8 novembre. A cette date la plaie était presque cicatrisée, mais la fistule persista jusqu'au 24, et la guérison ne fut définitive que le 2 décembre.

Voilà bien le cas type de la suture secondaire, après l'urétrotomie externe ; pas plus que les précédents, ils ne sont en sa faveur.

Dans le premier cas, celui de Guermonprez il y eut deux petites fistules ; dans celui de Kirmisson, le malade eut à subir trente-deux jours de sonde à demeure. Quant au cas de Lübbe, le résumé fidèle que nous venons d'en donner suffit à édifier le lecteur.

Il semble donc peu pratique, quand on n'a pu faire la suture immédiate ou quand elle a échoué, d'essayer la reconstitution de l'urètre et du périnée par la suture secondaire. La cicatrisation marche vite sitôt que la plaie a pris bon aspect, et, quelle que soit la tentation qu'on ait d'activer cette tendance spontanée à la guérison, il faut penser au profit que peut en retirer le malade. Dans les deux hypothèses, il a tout autant à craindre la fistulisation ; nul doute qu'il ne soit préférable de laisser les choses en l'état, sous le contrôle d'une surveillance rigoureuse. On lui évitera les ennuis d'une seconde intervention, le maintien prolongé de la sonde à demeure et on sera toujours à temps d'aviver une fistule et de la fermer par quelques points de suture, lorsque tout espoir de guérison spontanée sera perdu.

L'échec de la suture dans ces périnées chroniquement inflammés « baptisés d'inflammation » ne dénote-t-il pas le peu de vitalité des tissus et leur facilité à suppurer ?

Ce sont là deux indications qu'il semble difficile de reconnaître. Et si, quelques jours après un échec, on tente de nou-

veau de reconstiuter le périnée, il est prudent de ne pas imiter
Lübbe, qui, dans sa seconde intervention, isola les deux bouts
urétraux, perdant ainsi tout le bénéfice de sa première opération. Il sera prudent de se limiter à l'avivement de la brèche
périnéale comme aussi de s'adresser à la suture la plus simple
et la plus inoffensive, la suture à un seul plan. L'exemple
de Kirmisson n'est donc pas à vulgariser.

CHAPITRE IV

LE DRAINAGE ET LA SONDE A DEMEURE
APRÈS LA SUTURE

Avant de passer à l'étude des résultats immédiats de la suture urétrale, il nous semble rationnel d'indiquer quelles sont les idées actuelles sur deux points importants de technique : le drainage et la sonde à demeure.

Actuellement, la plupart des auteurs qui font la suture totale font en même temps le drainage. Pour cela, ils placent à l'angle postérieur de la plaie un tout petit drain qu'ils glissent entre le plan moyen de la suture et la peau ou tout contre l'urètre, entre ce dernier et le plan musculaire.

C'est Mollière qui, le premier, eut recours à cette « mesure de prudence » que Parizot, son élève, recommande vivement. Lucas-Championnière suivit ce conseil lors de sa première suture urétrale et draina le périnée contus. Kirmisson, Terrier, les chirurgiens anglais, faisaient le drainage et si beaucoup d'opérateurs n'y avaient pas recours, c'est qu'ils laissaient béantes soit la partie antérieure, soit la partie postérieure de l'incision. Guermonprez, dont la pratique est exposée dans la thèse de son élève Wartel, « place un drain dans l'extrémité postérieure de la plaie restée libre dans une petite étendue ». Gouraud et Vignard laissent le chirurgien plus ou moins sûr de son asepsie, libre de drainer ou de ne pas drainer.

Jusqu'en 1892, il est donc classique de mettre un drain à la partie postérieure de l'incision, lorsque Guyon condamne pareille pratique dans son intéressante communication au Congrès de chirurgie.

Mais la question n'est pas jugée, et quoique Noguès s'élève contre le drainage, on voit les praticiens comme Jalaguier, inspirateur de la thèse de Delaunay, y avoir recours régulièrement (1892); et, récemment, dans une excellente revue générale, le Dr Audry le recommande comme complément de toutes les interventions qui se pratiquent au périnée.

Les arguments de Guyon et Noguès contre le drainage sont basés sur la sécurité que donne la suture à étages. La réunion primitive étant assurée, il devient dangereux, en quelque sorte, de drainer la plaie opératoire, « d'abord parce que la présence d'un tube détermine forcément la formation de tissu cicatriciel; d'autre part, ou bien le drain ira jusqu'à l'urètre et celui-ci sera ouvert à l'extérieur et on s'exposera bien bénévolement à la formation d'une fistule, ou bien l'on mettra le drain entre les deux plans de suture et dans ces conditions, il ne pourrait rien contre l'infiltration d'urine. Celle-ci n'est, du reste, pas à redouter, car le malade aura toujours une sonde n° 20 ou 21. » (Noguès.)

Ce sont là les idées de Guyon, qui déclare au Congrès de 1892 qu'il renonce au drainage comme à une soupape inutile et qu'il pratique presque toujours la réunion hermétique sans drain. « Il est vraisemblable, dit-il, que, pour que l'urètre nouveau, constitué par les parties molles du périnée puisse être souple et le demeurer, une réunion primitive totale est la condition voulue. La ligne cicatricielle a besoin, en effet, d'être réduite à son minimum; il ne faut pas qu'une paroi indurée soit substituée à une portion d'urètre cicatriciel que l'on a dû sacrifier parce qu'il était et restait rétractible, malgré l'emploi des méthodes habituelles de traitement. Il est indispensable, par cela même, qu'une réunion rapide et aseptique soit obtenue. S'il ne faut pas se laisser arrêter par la crainte que le contact de l'urine à la surface des parties molles qui vont reconstituer le canal ait, après l'opération, un inconvénient sérieux, il faut tout mettre en œuvre pour que, dans leurs insterstices et par conséquent dans leur profondeur, aucune contamination ne puisse se produire. Il est donc à la fois indispensable d'opérer aseptiquement et fort sage *de ne pas drainer.* Cette précaution risque d'aller contre le but qu'on se propose d'atteindre, en permettant à l'urine de passer entre les insterstices des plans de suture. »

Le drainage est donc inutile et dangereux ; c'est une condamnation qui paraît sans appel.

Nous n'en croyons rien, et si nous recommandions la suture totale, nous dirions qu'il est très prudent de drainer, si bien que soit fait « le capitonnage » périnéal. C'est, d'ailleurs, ce que font encore la plupart des opérateurs.

Nous verrons, en effet, que nombre d'échecs peuvent être attribués à la suppression « de la soupape de sûreté ». Guyon eut un échec partiel, « obs. 87, in thèse Noguès » ; Albarran en eut trois, « obs. II, IV, VI, communiquées au Congrès de chirurgie 1892 », qui auraient fort probablement été évités avec le drainage. Nous sommes, d'ailleurs, de leur avis contre le drain en caoutchouc ; mais nous croyons qu'avec la suture totale, une mèche de gaze iodoformée incluse entre les deux plans de suture sera une garantie aussi précieuse que celle que l'on croit tenir du nombre des fils.

D'ailleurs, nous le verrons, il est presque de règle qu'il y ait un trajet fistuleux de durée transitoire les jours qui suivent l'intervention. Le drainage ne servirait-il qu'à faciliter l'écoulement de ces quelques gouttes d'urine, qu'il aurait, de ce fait, une indication suffisante. Une mèche de gaze le réali-

sera très bien ; et nous ne croyons pas qu'on ait à redouter
la traînée de tissu cicatriciel dont parle Noguès, si on a le
soin de la supprimer, comme l'indiquent les classiques, 2 ou 3
jours au plus après l'intervention.

Avec la suture à trois plans, on considérera donc comme
une mesure de prudence, nous dirions volontiers de sûreté, de
drainer l'angle postérieur de la plaie. C'est une conduite plus
logique dans les urétrectomies avec excisions fistuleuses, que
dans les interventions d'urgence nécessitées par les ruptures
traumatiques, dans lesquelles Noguès reconnaît « qu'il serait
prudent de drainer la plaie pendant quelques jours. »

Lorsque nous étudierons les résultats immédiats de la
suture à un plan, nous insisterons sur ce fait qu'elle ne s'est
jamais accompagnée d'infiltration d'urine. Les tissus périnéaux étant fortement solidarisés, l'infiltration ne peut arriver
à les décoller, à les disséquer par plans.

Si l'urètre laisse filtrer quelques gouttes d'urine, elles vien-
dront sourdre à l'angle inférieur de la plaie, sans retarder la
guérison définitive.

Nous n'avons jamais vu de décollements partiels de la
ligne de suture, soit en avant, soit en arrière, et, dans aucun
cas, on n'a été forcé de faire sauter un ou deux fils superficiels
pour évacuer quelques gouttes de pus. C'est dire que le
drainage est ici inutile. Notre Maître n'y a recours que dans
les cas douteux, ceux dans lesquels il fait la suture à un seul
plan dans les tissus manifestement infectés. En pareil cas,
nous l'avons vu inclure entre les deux lèvres de l'incision
une longue mèche de gaze sur laquelle il serrait modérément
les fils. Il faisait ainsi une soupape de sûreté qui était enlevée
le lendemain ou le surlendemain de l'opération, suivant l'état
de la plaie. La gaze nous paraît préférable au drain en caoutchouc à cause de son asepsie parfaite, de son extraction simple, et surtout de son peu de volume qui ne saurait laisser, en

aucun cas, une cavité comparable à celle qui suit l'ablation d'un drain.

Il est permis, on vient de le voir, de discuter s'il faut ou ne faut pas drainer. Pareille discussion est inutile quand il s'agit de la sonde à demeure. Tous les auteurs la conseillent et l'emploient systématiquement après une intervention, comme l'urétrotomie ou la stricturectomie. Son rôle le plus important consisterait à protéger la plaie urétrale contre le contact de l'urine, et à diriger la cicatrisation quand on a refait l'urètre avec les tissus péri-urétraux. Elle empêcherait la ligne de suture d'être tiraillée au moment de la miction, et même de céder sous la pression de l'urine, dernier avantage qui nous paraît discutable.

La suture urétrale est aussi solide que la suture vésicale après la taille hypogastrique. N'est-il pas prouvé, que suturée la vessie résiste très bien aux pressions de la miction, même après suppression de la sonde à demeure? Tous les opérateurs qui, après Forgue, Tuffier, Lauwers font ainsi la suture vésicale totale, n'en ont retiré jusqu'ici que des avantages. Il vaut donc mieux dire que la sonde à demeure immobilise l'urètre et évite à ses plaies le contact de l'urine qu'écrire qu'elle est indispensable à la solidité de la suture.

En ce qui nous concerne nous aimons mieux retenir son rôle de drain vésical dont l'efficacité est indiscutable. Quand on connaît le cystite des rétrécis, on se convainc facilement de ce que nous disons, depuis surtout que la sonde à demeure tend à devenir le traitement préféré dans les infections vésicales. Par l'écoulement constant qu'elle assure à l'urine dont elle évite la stagnation dans la vessie, par la facilité qu'elle procure au chirurgien de laver soigneusement la muqueuse vésicale, la sonde à demeure a un rôle antimicrobien, assurément aussi efficace que les antiseptiques internes. Elle réalise en quelque sorte l'antisepsie mécanique du réservoir urinaire gravement infecté. Si on ajoute à cela qu'elle met la vessie au repos absolu, on aura suffisamment légitimé son emploi.

Cette trêve précieuse est un auxilliaire incontestable de la guérison, par le soulagement qu'elle procure aux malades. Il n'est pas d'observateur qui n'ait noté le bien-être post-opératoire qu'elle donne à ces malheureux rétrécis, minés par l'infection qui,avant l'opération, pissaient mal et souvent, en position acroupie avec douleurs constantes dans le bassin et les lombes ; beaucoup étaient des rètentionistes par regorgement ; en pareille cas la sonde à demeure fait merveille. Non seulement elle met au repos la vessie, mais elle facilite sa décongestion presque de règle, diminuant ainsi les chances d'infection. L'accord unanime est donc justifié ; il faut la sonde à demeure et il la faut dans tous les cas. Horteloup ne la jugeait nécessaire que lorsque les urines étaient septiques ; nous disons qu'elle l'est toujours.

Mais il faut,pour ne pas nuire au malade, connaître rigousement les règles de son emploi. Tous les reproches faits à la sonde à demeure, (et on pourrait à plaisir noircir le tableau), sont dus soit à des fautes d'asepsie (orchite, abcès, péri-urétraux, cystites), soit à l'ignorance de sa technique habituelle (sphacèle des parois vésicales ou urétrales, hématuries, perforation de la vessie, ruptures, coudures prononcées de la sonde). Ce sont là des accidents qui ne doivent pas se produire ; mais il en est d'autres qui deviennent la règle quand on en prolonge outre mesure le séjour. L'urétrite vient en premier lieu. Il est indiscutable que le séjour prolongé de la sonde à demeure s'accompagne d'urétrite plus ou moins intense, quelles que soient les précautions d'asepsie rigoureuse pré et post-opératoires. C'est en quelque sorte une urétrite spécifique, qui cède rapidement quand la sonde est enlevée. Elle est inéluctable, dit Guyon, mais reste le plus souvent sans gravité. Nous ne l'avons vu signalée grave, que dans quelques observations, que nous signalerons. Les lésions qui paraissent surtout localisées à l'urètre antérieur ont donc peu de tendance à faire de l'infection ascendante, mais elles n'en sont pas moins un danger à bien connaître, et que dénotent toutes les précautions antiseptiques prises par les opérateurs.

A côté de cette indication à retenir contre l'emploi prolongé de la sonde à demeure, il en est une autre qui nous est fournie par les altérations inéluctables, elles aussi de ses parois. Les dépôts phosphatiques qui se font avec une rapidité remarquable dans son intérieur, ne sont gênants que par ce qu'ils en réduisent le calibre, et en compromettent le fonctionnement. Il en est autrement de ceux qui se forment, très vite aussi, sur les parois externes. Leur pathogénie est simple et ils proviennent de l'urine qui filtre entre la sonde et la paroi urétrale ; rapidement altérée, soit à cause de la cystite, soit par l'urétrite de la sonde à demeure, cette petite quantité d'urine arrive dès le second jour à former autour de la sonde des dépôts durs, rugueux et rapeux qui l'enrobent et en rendent le séjour irritant pour l'urètre. Son changement qui s'impose devient alors un danger. La sonde fait, en quelque sorte, un écouvillonage de tout l'urètre, néfaste à l'épithélium qui se forme sur les cicatrices, dangereux surtout pour le malade, car tous ces micro-traumas sont autant de portes ouvertes à l'infection. Quelques gouttes de sang sortant par le méat traduisent cette action irritante sur la plaie urètrale, qui se répétera aussi souvent que la sonde sera changée. Si cela peut se faire chez un prostatique à urètre sain, dans les cystites, il est inutile de redire que c'est là une maneuvre dangereuse dans les cas de plaie urètrale.

Si à ces deux indications de premier ordre qui militent en faveur du peu de séjour de la soude à demeure, nous ajoutons la peine avec laquelle on la fait supporter aux malades, nous aurons dit pourquoi on doit le laisser le moins possible dans l'urètre.

En règle générale, notre Maître le professeur Tédenat ne laisse la sonde à demeure que quarante-huit heures, et il n'a jamais eu qu'à se louer de cette pratique. Passé cette date, le nombre des mictions revient à la normale ; elles se font sans douleur, jamais il n'a semblé que le malade ait eu à souffrir de cette rapide suppression.

La suture peut alors résister aux efforts, à la pression de la miction ; et l'infiltration d'urine, n'est presque plus à redouter. Ne sait-on pas que c'est dans les premières quarante-huit heures qu'elle se produit, amenant l'échec fatal de la réunion *per primam ?*

La sonde ne peut longtemps protéger la plaie ; quel que soit son volume, sa constitution, elle amène, on le sait, une diminution telle dans la tonicité du sphincter vésical, que l'urine s'écoule fatalement entre ses parois et l'urètre.

Dès les premières vingt-quatre heures, ce suintement est un fait établi, et la sonde à demeure devient une garantie illusoire. Existe-t-il un petit foyer d'infection ? un point de suture a-t-il déchiré les parois de l'urètre ? L'infiltration d'urine est autant à redouter avec que sans la sonde.

Le contact de l'urine avec la plaie urètrale n'est d'ailleurs pas redoutable ; même douée de propriétés très virulentes, l'urine n'est dangereuse que collectée au foyer. C'est là un principe qu'a définitivement établi la clinique, et que nous apprend sa remarquable inocuité dans les restaurations périnéales par seconde intention. Qui ne connaît là-dessus l'opinion un peu paradoxale de Voillemier, soutenant l'action cicatrisante de l'urine dans les plaies du périnée ? Voici d'ailleurs l'opinion de Guyon sur ce danger imaginaire : « Quant au contact de l'urine qui à coup sûr peut se faire s'il

en échappe entre la sonde et le canal, il ne saurait en être
question. J'ai depuis bien longtemps constaté et j'ai montré à
tous ceux qui ont suivi mes leçons et mes visites, que le contact de l'urine normale ou pathologique ne nuit pas à la cicatrisation. » Ces notions sont si bien admises, que ceux qui
basent « la durée du séjour de la sonde suivant le degré de
l'infection », ne la laissent que quarante-huit heures en place
après l'urétrotomie interne. A cette date, la plaie de l'urétrotome n'est pas cicatrisée. Mais il a été reconnu qu'avec l'observation rigoureuse des règles de l'asepsie, l'infiltration d'urine
et l'intoxication n'étaient plus à redouter.

La sonde à demeure favorise-t-elle la cicatrisation ? Nous
ne le croyons pas. Celle-ci se fait aussi vite et mieux, assurément, dans un urètre libre qu'en présence d'une sonde, véritable corps étranger, aux parois rapidement altérés, cause
d'inflammation locale toujours contraire à l'épidermisation. Il
est d'ailleurs une notion de pratique courante, qui nous
apprend qu'il suffit quelquefois de supprimer la sonde à
demeure pour amener l'oblitération des fistules périnéales
rebelles, où activer le bourgeonnement par seconde intention
du périnée.

Il ne faut donc pas prolonger le séjour de la sonde. Nous
avons dit qu'elle était là-dessus la pratique de M. Tédenat ;
ajoutons que nous l'avons souvent entendu professer qu'au-
delà de cinq jours, la sonde devient plus nuisible qu'utile.

Guyon donne une limite analogue, et quand on lit les observations de suture urétro-périnéale, on arrive à se convaincre
que les cas à guérison rapide eût été ceux où on n'a pas abusé
de la sonde.

Il faut d'ailleurs savoir la choisir. Depuis longtemps on
avait reconnu la supériorité des sondes en caoutchouc sur
celles en gomme ; mais la facilité avec laquelle l'urètre « cra-
che » la sonde de Nélaton, si bien fixée qu'elle soit, avait fait

adopter par la plupart des opérateurs la sonde en gommé à bout coupé, nos 16 à 20, et c'est celle que nous avons toujours vu employer au début de nos études médicales.

Elle offrait plus de résistance aux coudures brusques, plus de facilité de fixation et semblait, par sa constitution, mieux adaptée au modelage de l'urètre.

Mais son altération rapide était un gros inconvénient et, au bout de deux à trois jours, elle devenait en quelque sorte un tube rigide, tant était rapide son enrobement par les dépôts phosphatiques.

Avec le modèle de de Pezzer et de Malécot, la sonde en caoutchouc a repris sa place, et c'est toujours la dernière que nous avons vu employer dans tous les cas où on a eu recours à la sonde à demeure.

Elle fonctionne toujours à merveille ; elle n'offre aucune difficulté de pose et, avec elle, la mise au point, le goutte à goutte sont des plus simples à réaliser. En la fixant mollement aux poils, on assure très simplement le maintien rigoureux de son fonctionnement, la sonde ne pouvant ainsi retomber dans la vessie.

Quand à l'habillement antiseptique de la verge, il est bien simple, et le meilleur moyen de le réaliser est, sans contredit, d'enrouler le pénis dans une nappe en gaze iodoformée mollement chiffonnée, dont le bandage en T du pansement périnéal assurera la fixation.

De plus en plus nous avons vu abandonner, dans les services hospitaliers, le long tube qui conduisait l'urine dans un bocal à contenu antiseptique placé sous le lit du malade. Grâce à son poids, à son fonctionnement souvent défectueux, à la surveillance qu'il nécessite et aux tractions qu'il exerçait sur la verge et la sonde, nous croyons qu'il avait au moins autant d'inconvénients que d'avantages.

Le dispositif que décrit Guyon dans le tome III de ses *Leçons cliniques* et qui est destiné à assurer, « par des irrigations faibles et prolongées de la vessie », l'asepsie de la sonde à demeure, du réservoir urinaire et à en prévenir l'infection, nous paraît bien compliqué et sérieusement encombrant dans un lit de malade. Il nécessite une surveillance rigoureuse qui doit en rendre l'usage restreint en clientèle courante.

Le plus simple, et comme toujours le meilleur, semble être l'urinal en verre, placé entre les jambes du malade. Durant notre internat, nous n'avons jamais vu d'accidents causés par son emploi.

Il évite au malade l'immobilisation très pénible qu'il est obligé de garder avec l'emploi du simple tube en caoutchouc, facilite la surveillance du fonctionnement de la sonde, que le garde-malade peut vérifier à chaque instant. Averti des dangers qu'il encourt, le malade ne touchera que rarement à cet appareil primitif dont la nécessité lui apparaîtra évidente. Rien ne sera plus facile que de faire au lit les lavages vésicaux quotidiens, et l'asepsie de l'urinal sera obtenue, toujours relative il est vrai, par des nettoyages aux acides, que l'on fera suivre d'un rinçage à la solution de sublimé au millième.

Aussi doutons-nous que l'appareil de Guyon devienne un objet de pratique courante. Nous croyons qu'il en sera de même pour l'urinal de Duchastelet, qui arrivera difficilement à remplacer le modèle usuel dans les hôpitaux.

Le pansement périnéal mérite tous les soins, à cause du voisinage de l'anus, et parce qu'il doit permettre l'examen facile de la région. Dans les commencements (*in* mémoire Villard), M. le professeur Tédenat barbouillait le périnée d'une couche de vaseline iodoformée que protégeait ensuite un pansement humide. Actuellement il a abandonné la couche isolante de vaseline et l'asepsie du périnée est obtenue par des compresses imbibées de la solution de Tiersch. Une lame de mackintosch, un bandage en T assurent la fixation du pansement qu'on renouvelle le lendemain et les jours qui suivent l'opération.

A la garantie d'asepsie qu'il procure, le pansement humide joint son action résolutive remarquable. On sait avec quelle facilité il aide à la disparition des foyers circonscrit d'inflammation non suppurée péri-urétrale : combien après l'urétrotomie interne, il contribue dans les cas récents à leur résorption rapide.

Aussi ne doit pas négliger cette action bienfaisante quand il s'agit de périnées indurés sclérosés, où la circulation a besoin de tous ses adjuvants pour se régulariser.

Les soins post-opératoires sont simples et se réduisent à une surveillance rigoureuse de la plaie.

Des sensations de tension périnéale, des douleurs lancinantes, une tuméfaction uniforme, coïncidant avec l'élévation de la température, l'apparition ou l'aggravation d'accidents fébriles sont des indices à peu près certains de l'échec partiel ou total de la suture. Il ne faut pas hésiter à assurer de suite l'issue de l'urine ou du pus qui se collectent au périnée, par l'enlèvement de quelques points de suture à la partie déclive, et à l'usage immédiat du drainage. Les désordres seront toujours plus sérieux si on attend que la désunion se fasse d'elle même ; tout le bénéfice de la suture est perdu, alors qu'il eut été peut-être possible de la conserver en partie.

La sonde à demeure servira pendant les deux premiers jours à faire matin et soir de petits lavages vésicaux à l'eau boriquée ou au nitrate d'argent à 1/1500. On les continuera pendant les dix premiers jours si tout marche à souhait, plus longtemps si des complications sont venues compliquer les choses.

Les fils seront enlevés le plus tôt possible. Dès le cin-

quième jour dans les cas normaux, ils deviennent inutiles ;
c'est à cette date que les enlève M. Tédenat.

La dilatation, dont nous démontrerons l'utilité sera com-
mencée très vite. Dès le cinquième jour, on peut sans danger
tenter le cathétérisme avec des Béniqué ou des bougies américaines. Renouvelées tous les deux jours, ces séances de dilatation achèveront de façonner le canal, assoupliront la cicatrice longitudinale qu'a laissé la suture à un seul plan. Faits
dans des conditions d'asepsie rigoureuse, elles n'ont qu'avantages pour le malade.

CHAPITRE V

RÉSULTATS IMMÉDIATS DE LA SUTURE

Nous avons dit que la suture urétrale donnait rarement une réunion par première intention, telle que la veut le chirurgien avec sa ligne cicatricielle parfaite sans aucun décollement partiel, sans le moindre trajet fistuleux.

Les conditions dans lesquelles on tente la réunion *per primam*, les tissus auxquels on la demande, le voisinage de la région anale, nous faisaient prévoir cette contatation qu'il nous faut maintenant préciser.

Gaujon est très court sur les résultats immédiats et tout aux avantages de la suture, fait seulement ressortir la guérison rapide qu'elle assure à la plaie.

Wartel, étudiant, après l'urétrectomie, la marche de la cicatrisation, admet la réunion primitive. « Dans la suture immédiate des deux bouts, en deux ou trois jours, dit-il la réunion immédiate est faite ; une sonde à demeure est introduite sans résistance ; en sept à huit jours le malade est guéri ayant une plaie périnéale bien fermée, une suture bien solide des deux bouts de l'urètre et au canal à muqueuse continue..

.....La seule complication à redouter est la formation d'une petite fistule périnéale ; elle est ordinairement tarie en quelques semaines, spontanément ou par quelques jours de sonde à demeure ; il ne s'est pas produit une seule fois encore ni infiltration, ni abcès urineux grave. »

« On n'obtient pas toujours la réunion primitive totale, dit M. Albarran, surtout dans les rétrécissements blennorragiques, car il existe des urétrites rebelles qui sont une source d'infection. Dans les rétrécissements traumatiques, au contraire, la réunion totale est la règle. Du reste, même dans les rétrécissements blennorragiques accompagnés de fistules multiples, on peut réussir la réunion primitive, et si parfois il existe un peu de désunion, on obtient quand même une guérison rapide complète en quinze, vingt ou vingt-cinq jours. »

Noguès, examinant les résultats immédiats que donne la suture bout à bout de l'urètre après stricturectomie, arrive aux mêmes résultats qu'Albarran. Sur trente-deux observations il conclut que « la réunion par première intention semble bien loin d'avoir été la règle. Les seules observations dans lesquelles ces réunions ont été totales sont au nombre de cinq quatre appartenant à M. Guyon ou à M. Albarran.

Poncet n'avouait-il pas, au Congrès de chirurgie de 1892, n'avoir obtenu la réunion primitive que trois fois sur cinq cas opérés ?

Elle n'aurait lieu que dans la moitié cas dans les ruptures traumatiques (Noguès), aussi faut-il être moins optimiste que Gouraud qui admet que la suture garantit la réunion par première intention. Il est plus prudent d'être mis en garde contre une pareille exagération, et de savoir se contenter d'un résultat partiel, que d'annoncer à un malade sa guérison en huit jours.

Nous avons dit quel était notre avis sur ces insuccès, et nous répétons qu'ils sont dus le plus souvent au nombre trop considérable des fils et au clivage du périnée en plans distincts difficilement solidarisés.

Si « l'urétro-périnéorraphie» ne donne pas, en règle générale la réunion *per primam*, il est certain qu'elle avance de quelques jours la guérison, et que celle-ci se fait dans les meilleures conditions possibles.

Il est assez difficile de préciser dans quelles limites la la guérison est ainsi avancée. Elle ne sont pas considérables et voici sur ce point, l'opiuion des classiques :

« J'ai pratiqué souvent, dit M. le professeur Tédenat, à l'exemple de mon maître Mollière, la réunion immédiate après excision des tissus indurés. Mon interne, le docteur Villard, a publié plusieurs de mes observations; elles sont toutes en faveur de la méthode urétroplastique. Néanmoins, il m'arrive souvent de n'y pas avoir recours, sachant que le temps nécessaire à la guérison n'est pas sensiblement raccourci, et ayant eu connaissance de quelques accidents vraîment imputables à la suture. »

« La suture, dit M. le professeur Forgue, n'ajoutera probablement pas grand'chose à la rapidité et à la sûreté de la cicatrice, qui dans les cas simples, se parfait en quinze ou vingt jours. »

Pour Albarran, « la guérison s'obtient rapide et complète en quinze, vingt ou vingt-cinq jours ».

Guyon donne des chiffres à peu près semblables, un de ses malades fut guéri en onze jours, mais la plupart (obs. I, V, VI, VIII, IX) ne le furent que du vingtième au vingt-troisième.

Nous reviendrons plus longuement sur cette notion de temps.

Un avantage indiscutable est sans contredit la cicatrice souple et mobile que laisse après elle la suture : on ne saurait la comparer à celle toute composée de tissu rétractile que donnait la réunion secondaire.

Le périnée ainsi constitué paraît normal et il est difficile de trouver la moindre induration sur la ligne de réunion, quand celle-ci se fait *per primam*. Du côté de l'urètre les mêmes constatations ont pu se faire dans les cas d'autopsie chez d'anciens urétrotomisés.

Il n'existe souvent qu'une toute petite cicatrise linéaire, circulaire ou longitudinale suivant la mode de reconstitution urétrale (Heusner, obs. LXI de la thèse de Noguès et observation CXIII de Codivillia); dans ces deux cas on trouva la paroi urétrale, souple et élastique.

Les avantages de la suture ne doivent pas nous faire oublier quels en sont les dangers. A vrai dire, le seul bien inquiétant est l'infiltration d'urine, d'ailleurs assez peu signalée par les observateurs.

Elle n'a pas ici la symptomatologie solennelle qu'on lui connaît et se produit dès les deux ou trois premiers jours, ou quand la suture paraît déjà solide.

Dans le premier cas, sa conséquence forcée est l'échec de la réunion *per primam* ; l'incision redevient largement béante, si le chirurgien ne se hâte pas de sauver partiellement la suture en enlevant les fils dans la partie déclive.

Dans le second, l'infiltration est plus tardive, et n'apparaît que lorsque la réunion semble définitive. Elle est due à un échec partiel de la suture, qui se traduit par la formation d'un abcès dont la conséquence forcée est la désunion par tielle d'une partie de la nouvelle cicatrice.

C'est ce qui se passa dans une de nos observations. Pendant les trois ou quatre premiers jours tout alla très bien, lorsque vers le cinquième il se produisit un tout petit décollement à la partie supérieure de la plaie. En même temps, apparurent de la fièvre et un suintement d'urine et de pus. La soupape de sûreté ainsi faite, ne suffit pas à l'issue des liquides septiques ; l'infiltration gagna la gaîne fibreuse de la verge; il s'y fit une assez importante collection de pus, dont l'ouverture para momentanément aux accidents fébriles.

Nous n'avons pas eu l'occasion d'observer de ces sphacèles

dont parle notre Maître M. le professeur Tédenat. Dans un cas de Sébileau (*in* thèse Odoul), la paroi inférieure de l'urètre se sphacéla, et cet ennui fut attribué à la pression exagérée de la sonde à demeure.

Mais nous pensons volontiers que très souvent la suture urétrale doit céder en partie, et c'est à cela qu'il faut attribuer la fistulette des premiers jours. Quelle que soit la valeur des expériences cadavériques qui ont permis d'établir qu'on peut, sans trop de tiraillement, suturer bout à bout les segments urétraux distants de deux ou trois centimètres, nous croyons qu'un pareil rapprochement ne se fait qu'aux dépens de l'élasticité de l'urètre. Fatalement il tend à reprendre sa longueur normale, arrivant ainsi à se déchirer sur les fils de suture.

Cette désunion est fréquente. N'a-t-elle pas été observée par Symonds, Locquin, dans deux cas de Lübbe, en un mot par tous les opérateurs qui ont tenté la suture secondaire?

Ce qui est incontestable, c'est que pareils accidents ne se rencontrent que dans la suture totale. Par sa disposition même, la suture à un seul plan les rend impossibles.

Comme on vient de le voir, nous ne croyons pas que la formation de la fistulette périnéale post-opératoire soit vraiment une complication; nous l'avons vue si fréquente, qu'on peut dire qu'elle appartient à l'évolution normale des suites opératoires dans la suture totale. Elle ne devient une complication que par sa persistance; nous savons qu'elle est relativement rare.

Les causes de pareils accidents sont bien connus. « Ils sont surtout à craindre dit M. Tédenat, quand on emploie des points perdus à la soie; on les évitera le plus souvent en faisant une suture à point pénétrant à la peau, un demi-centimètre en dehors de l'incision, se dirigeant en dehors pour prendre et réunir profondément la paroi urétrale et les tissus péri-urétraux. Le danger des points perdus profonds tient à ce qu'il est à peu près impossible d'obtenir une asepsie parfaite de la plaie opératoire et d'empêcher qu'un peu d'urine toujours infectée ne suinte et n'apporte d'éléments d'infection dont l'effet sera favorisé par les fils perdus, surtout si on a employé de la soie.

Nous allons maintenant énumérer les résultats que nous a donné le dépouillement d'un grand nombre d'observations, recueillies dans divers mémoires, dans les thèses de Noguès, Wartel, Vieu, etc.

Nous tenons à faire remarquer que nous nous sommes limités à celles des vingt dernières années, époque à laquelle tous les opérateurs ont pu appliquer, au cours de leur intervention, les règles d'antisepsie, seule condition pour que les résultats soient comparables. C'est dire que nous avons éliminé d'anciennes observations, comme celles de Robert, Bourguet, Roux, Sédillot. De même nous avons rejeté celles dont le résultat nous a paru trop peu précis pour être englobées dans une étude d'ensemble. C'est volontairement aussi que nous ne parlons pas des observations où on fit le cathétérisme rétrograde, qui complique les résultats et les suites opératoires.

Enfin, nous ferons observer que le total des cas que nous avons examiné est de 149. Noguès en a un total de 181; il se réduit à 115, si on en exclut 23 observations d'urétroplastie, et 43 autres se rapportant à des opérations pour fistules ou abcès urineux traités par avivement ou incision, dont nous avons intentionnellement négligé l'étude.

Nous avons été très sévères dans l'appréciation des résultats immédiats de la suture, pensant avec raison que les cas où on note « un peu de décollement à la partie supérieure ou inférieure de la suture », les observations où il passe un peu d'urine, si court que soit cet écoulement, ne sont pas des réunions par première intention.

RÉSULTAT DE LA SUTURE IMMÉDIATE DANS LES RUPTURES TRAUMATIQUES DE L'URÈTRE

Pour les apprécier, il faut les comparer à ceux que donne la réunion secondaire. Les éléments de ce parallèle se trouvent dans les 2 tableaux ci-dessous :

RUPTURES TRAUMATIQUES DE L'URÈTRE — RÉUNION SECONDAIRE

DATES	OPÉRATEURS	NOM ET AGE DU MALADE	NATURE DE LA LÉSION	DATE ET NATURE DE L'INTERVENTION	PROCÉDÉ EMPLOYÉ POUR RECONSTITUER L'URÈTRE	SONDE A DEMEURE	RÉSULTATS IMMÉDIATS	RÉSULTATS DÉFINITIFS
» 1	Cauvy	P. J., 80 ans	Rupture traumatique totale.	Urétrotomie externe le 6 avril.	Pansement à plat.	6 jours.	La réunion se fait très rapidement; le 12 avril elle est complète.	»
1881 2	Tédenat, in thèse Vieu	Louis P., 27 ans	Rupture incomplète de l'urètre.	Urétrotomie externe le 10 septembre.	Sonde à demeure. Pansement à plat.	8 jours.	Plaie complètement fermée le 1er octobre (20 jours).	Bons 4 ans après.
1885 3	Tédenat, in thèse Lecercle	J. Mouly, 55 ans	Rupture complète de l'urètre, fracture pubis	Urétrotomie externe le 8 mai.	Sonde à demeure. Pansement à plat. Drainage.	1 jour.	Guérison complète le 28 mai en 20 jours.	»
1886 4	Auffray, in thèse Pierre	Jean R.	Rupture traumatique.	Urétrotomie externe le 28 mars.	Pansement de Lister.	5 jours.	Guérison complète le 3 mai (36 jours).	»
1888 5	Auffray, in thèse Pierre	Paul R., 23 ans	Rupture traumatique.	Urétrotomie externe le 13 avril.	Pansement de Lister.	5 jours.	Guérison complète le 22 mai (31 jours).	Bons.
1888 6	Piéchaud	Enfant	Rupture traumatique.	Urétrotomie externe secondaire.	Pansement à plat.	De 15 à 18 jours.	Réunion terminée en 20 jours.	»
1888 7	Canoville, in thèse Pierre	Léon D.	Rupture traumatique.	Le 10 octobre U. E.	Pansement à plat.	10 jours.	Réunion complète le 10 novembre, 1 mois	»
1889 8	Auffray, in thèse Pierre	Jean N.	Rupture traumatique de l'urètre.	Urétrotomie externe le 15 janvier 1889.	Pansement de Lister.	6 jours.	Pas précisés	»
1892 9	Tédenat, in thèse Astruc	Alphonse P., 19 ans	Rupture traumatique de de l'urètre avec fracture du pubis.	Urétrotomie externe le 30 janvier.	Pansement à plat.	2 jours.	Guérison complète le 14 février en 15 jours.	»
1892 10	Tédenat, in thèse Dosseil	P......, 19 ans	Rupture complète de l'urètre; fracture du pubis.	Urétrotomie externe le 30 janvier.	Sonde à demeure n° 16. Pansement à plat.	2 jours.	Réunion complète le 14 février en 15 jours.	»
1896 11	Vladiccas	J. K., 42 ans	Rupture complète de l'urètre bulbaire sur une étendue de 3 cent.	Urétrotomie externe.	Sonde à demeure. Pansement à plat.	4 jours.	Réunion complète en 25 jours.	»

RUPTURES DE L'URÈTRE — SUTURE IMMÉDIATE

DATES	OPÉRATEURS	NOM ET AGE DU MALADE	NATURE DE LA LÉSION	DATE ET NATURE DE L'INTERVENTION	PROCÉDÉ EMPLOYÉ POUR RECONSTITUER L'URÈTRE	SONDE A DEMEURE	RÉSULTATS IMMÉDIATS	RÉSULTATS DÉFINITIFS
1888 1	Tédenat, in mémoire Villard	Camille C., 29 ans	Rupture traumatique partielle de l'urètre.	Le 8 juin. Urétrotomie externe d'urgence.	Suture bout à bout de l'urètre 1 plan pour les parties molles juxta-urétrales. 1 plan cutané.	6 jours.	Le 17 juin on enlève les fils, réunion bonne et complète. 3 jours.	Bon trois ans et demi après l'opération bien qu'on n'ait pas fait de dilatation.
1887 2	Tédenat, in thèse Vieu	Jules C., 28 ans	Rupture partielle de l'urètre.	Le 4 mai 87, urétrotomie externe.	Suture juxta-urétrale au catgut. Suture des ligaments.	4 jours.	Réunion per primam Sort guéri le 25, n° 24 Charrière.	»
1888 3	Socin, in Hägler	W. R.,	Rupture totale avec écart de 2 centimètres entre les 2 bouts.	Urétrotomie externe le 6 janvier.	Suture urétrale et juxta-urétrale. Pas de suture périnéale cutanée.	2 jours.	Réunion sans fistule complète en 22 jours (28 janvier).	Bon 8 mois après.
1899 4	Grsouville	Lab., 62 ans	Rupture incomplète de l'urètre.	Urétrotomie externe le 21 septembre 99.	Suture urétrale et para-urétrale. Pas de suture cutané.	3 jours.	Bon. Pas d'issue d'urine.	Bon
1885 5	Lucas – Championnière	X......, 35 ans	Rupture totale par chute à califourchon.	Le 8 juin.	Suture périnéale seule avec drainage.	11 jours.	Fistule urinaire le premier jour.	Bon 1 an après.
1888 6	Woollcombe	X....., 24 ans	Rupture complète de l'urètre.	Urétrotomie externe.	1 plan suture urétrale au catgut. Suture du périnée au fil d'argent.	10 jours.	Réunion imparfaite, formation d'une fistulette au 10me jour, vite guérie. Durée 1 mois.	»
1888 7	Paoli Erasme	X......, 38 ans	Rupture traumatique complète de l'urètre avec écart de 1 centi½.	Urétrotomie externe.	Suture très exacte de l'urètre 1 plan pour les parties molles 1 plan cutané.	3 jours.	Echec partiel. Quelques gouttes d'urine sortent par le périnée. Guérison le 25me jour.	Guéri avec n° 23 Bénique.
1888 8	Garrard	X ..... 36 ans	Rupture totale de l'urètre. Ecart de 2 cent. entre les 2 bouts. Large plaie périnéale des bourses à l'anus.	»	L'urètre à nu au fond de la plaie est suturé bout à bout à la soie. Suture du périnée.	»	Le lendemain on enlève partiellement la suture Fistule qui dure six semaines.	Bons au bout de cinq mois.

DATES	OPÉRATEURS	NOM ET AGE DU MALADE	NATURE DE LA LÉSION	DATE ET NATURE DE L'INTERVENTION	PROCÉDÉ EMPLOYÉ POUR RECONSTITUER L'URÈTRE	SONDE A DEMEURE	RÉSULTATS IMMÉDIATS	RÉSULTATS DÉFINITIFS
1888 9	Cauchois	X......, 13 ans	Rupture totale de l'urètre.	Urétrotomie externe.	Suture urétrale seule. Pas de suture du périnée.	4 jours.	Fistule périnéale.	»
1888 10	Fontan, in thèse Duranton	Crespy, 65 ans	Rupture complète de l'urètre.	Urétrotomie le 3 avril, suture secondaire 2 jours après.	Suture para-urétrale en étage 3 plans.	16 jours.	Fistule urinaire qui persiste 11 jours (22 jours).	»
1890 11	Barling	X......, 9 ans	Rupture incomplète de l'urètre.	Urétrotomie externe.	Suture de l'urètre seul. Pas de suture périnéale.	»	L'urine passe quelque temps par la plaie.	»
1890 12	Guermonprez, in thèse Wartel	W. A., 55 ans	Rupture complète de l'urètre.	Urétrotomie externe avec excision de tout les tissus coués le 5 juillet.	Suture urétrale au catgut. 1 plan périnéal.	5 jours.	Réunion sauf une fistulette qui persiste jusqu'au 6 août (1 mois).	»
1890 13	Ludwig Novotny	G. 30 ans	Rupture transversale de l'urètre avec écart de 1 cent. 1½ entre les 2 extrémités.	Suture externe Urétrotomie.	Suture urétrale seule. Pas de réunion du périnée.	4 jours.	Echec partiel. Un peu d'urine passe par la plaie jusqu'au 16me.	»
1890 14	Estor, in thèse Gauron	S. J., 33 ans	Rupture totale de l'urètre.	Urétrotomie externe le 20 août.	Suture juxta-urétrale et un plan à la soie. Drainage.	4 jours.	La suture cède en partie 8 jours après. La fistule est fermée le 3 septembre. Guérison en 14 jours.	Bon 8 mois après.
1892 15	Jalaguier, in thèse Delaunay	S. J., 10 ans	Rupture complète de l'urètre.	Urétrotomie externe le 5 mai.	Suture urétrale. 1 seul plan périnéal. Drainage.	7 jours.	Réunion sauf une fistulette qui est fermée un mois après (6 juin).	Bon 1 an 1½ après.
1892 16	Jalaguier, in thèse Delaunay	S. L., 10 ans	Rupture incomplète de l'urètre.	Urétrotomie externe le 1er septembre.	Suture urétrale au catgut. 1 plan périnéal. Drainage.	6 jours.	Fistule périnéale durant 1 mois. Guérie le 2 oct.	Récidive 4 mois après
1892 17	Delaunay	L. A., 13 ans 1½	Rupture complète.	Urétrotomie externe le 4 mai.	Suture urétrale. 1 plan périnéal.	Expulsée au bout de 4 jours.	Echec partiel, cicatrisation complète le 25 mai. (19 jour).	Récidive
1884 18	Symonds	X......, 11 ans	Rupture complète de l'urètre.	Large incision périnéale les jours suivants.	Suture urétrale au catgut, du corps spongieux à la soie. Suture partielle du périnée.	Durée du séjour pas fixée.	Echec de la suture. Nouvelle intervention.	Fistule persistant en décembre de la même année.
1887 19	Socin in thèse Hägler	A. B., 30 ans	Rupture totale de l'urètre.	Urétrotomie externe le 25 novembre.	Suture urétrale et périnéale. Trois plans de suture.	2 jours.	Suture cède au 5me jour guérison par seconde intention en 21 jours (16 décembre).	Bon 8 mois après.

DATES	OPÉRATEURS	NOM ET AGE DU MALADE	NATURE DE LA LÉSION	DATE ET NATURE DE L'INTERVENTION	PROCÉDÉ EMPLOYÉ POUR RECONSTITUER L'URÈTRE	SONDE A DEMEURE	RÉSULTATS IMMÉDIATS	RÉSULTATS DÉFINITIFS
1890 20	BARLING	X....., 10 ans	Rupture incomplète de l'urètre.	Urétrotomie externe.	Suture de l'urètre au catgut.	»	Echec de la suture.	Pas merveilleux. l'urètre reste de calibre très irrégulier.
1894 21	FOURNEAUX	X....., 35 ans	Rupture complète de l'urètre sur une largeur de 2 cent. Infiltration d'urine. Fièvre.	Urétrotomie externe le 13 juillet.	Suture totale un étages par trois plans à la sole.	»	Echec presque total de la suture.	»
1890 22	BARLING	X....., 49 ans	Rupture de l'urètre avec fracture du pubis.	Urétrotomie externe.	Suture bout à bout de l'urètre.		Echec. (Pneumonie intercurrente.)	Mort. A l'autopsie on trouve les 2 bouts de l'urètre complètement séparés.
1892 23	DELORME	X....., Soldat	Rupture de l'urètre.	Urétrotomie 8 jours après l'accident.	Suture à la sole d'une solution de continuité de l'urètre. Suture périnéale.	»	Echec avec sphacèle de la paroi inférieure urètre. Suture secondaire avec nouvel échec partiel ; 2 fistulettes guéries 1 mois après.	Bon 8 mois après.
1887 24	WRIGHT	X....., 54 ans	Rupture totale avec écartement considérable des 2 extrémités.	Urétrotomie externe.	Suture urétrale seule au catgut.	»	Echec. Fistule. Réunion complète en 4 mois.	»
1882 25	JACKSON	X....., 50 ans	Rupture totale de l'urètre.	Urétrotomie externe.	Suture urétrale seule.	Sonde métallique 6 jours.	»	»
1895 26	LJUNGGREN	N. A., 28 ans	Rupture traumatique urètre. Fracture du pubis.	Urétrotomie externe, bout postérieur impossible à trouver. Cathétérisme rétrograde.	Suture péri-urétrale au catgut 2 étages de suture au périnée. Drainage.	24 jours.	»	Bon 2 ans après.
1899 27	ANDERSON	X.....	Rupture traumatique de l'urètre.	Urétrotomie externe le 15 septembre.	Suture urétrale seule.	4 jours sonde de Nélaton. Puis sonde en argent 10 jours.	»	Guérison le 2 octobre (22 jours).

Les cas de réunion secondaire deviennent, on le voit, de plus en plus rares. Notre tableau, qui ne renferme que onze observations, le démontre suffisamment. Il prouve, d'ailleurs, que tous les opérateurs reconnaissent les avantages de la suture immédiate.

La réunion est rapide; éliminant le n° 8 (qui est une observation incomplète), nous avons, avec nos dix cas, *une moyenne de 22 jours,* comme durée nécessaire à la guérison définitive.

Ce ne sont que des cas favorables, guéris sans fistules. Dans l'un (cas de Tédenat), la guérison se maintenait au bout de quatre ans, mais c'est là une exception. Il faut retenir, au contraire, que la *réunion secondaire n'est pas une garantie contre le rétrécissement.* Pour s'en convaincre il suffit de faire l'examen approfondi de tous les cas publiés de rétrécissements traumatiques.

Des 47 que nous avons recueillis, 15 étaient manifestement des récidives après urétrotomie externe, avec réunion secondaire, faite d'urgence ou peu après le traumatisme. Nous ne pouvons affirmer qu'elles sont dues à l'absence de dilatation, car nous manquons complètement de détails sur ce point, mais nous préférons admettre que leur cause est, le plus souvent, le tissu cicatriciel qui entoure l'urètre de toutes parts, après la réunion secondaire. La notion de temps serait-elle défavorable à la suture immédiate, celle-ci n'en resterait pas moins obligatoire par la cicatrisation régulière qu'elle procure, et la garantie relative, contre la formation autour de l'urètre, de tissu rétractile. Nous disons relative, car nous verrons, à l'étude des résultats éloignés, que la suture immédiate n'assure pas contre le rétrécissement, mais qu'elle en retarde l'échéance, qu'elle en diminue la fréquence.

Viennent ensuite les 27 cas où on tenta la réunion immédiate.

On y retrouve la gamme de toutes les sutures connues et possibles.

Comme nous l'avons dit, elles n'ont que rarement été suivies de réunion *per primam* indiscutable. Nous les avons ainsi décomposées :

Réunion *per primam*	3	
Echecs partiels (fistule). . . .	13	27
Echec total de la suture. . . .	7	
Cas incomplètement observés.	4	

Il est difficile d'établir, d'après ces chiffres, le genre de suture qui est ici le meilleur. Nous avons dit pourquoi il est préférable de ne faire qu'un seul étage de toutes les parties molles aux dépens desquelles se reconstituera l'urètre et nous croyons inutile d'y revenir.

La notion de temps est ici capitale. Eliminant les échecs complets, les cas incomplets, c'est-à-dire ceux dans lesquels la limite de la guérison est indécise, nous avons un total de 18 cas qui peuvent servir à l'établir.

Ce sont les numéros suivants :

1	Guérison complète en . . .	9	jours
2	—	11	—
3	—	22	—
7	—	30	—
8	—	25	—
9	—	42	—
11	—	22	—
13	—	30	—
15	—	14	—
16	—	30	—
17	—	30	—
18	—	19	—
14	—	16	—

Ils donnent une durée moyenne de guérison de 23 jours ; celle-ci serait plus longue d'un jour que dans les cas de réunion secondaire ; nous avons dit qu'il ne faut pas en faire une contre-indication à la suture immédiate. Cette durée plus longue est uniquement due à la fistulette si souvent constatée.

Les deux tableaux qui suivent vont nous permettre de comparer les résultats de la réunion primitive et ceux de la réunion secondaire dans les cas de rétrécissements traumatiques.

RESTAURATION PAR RÉUNION SECONDAIRE

DANS LES RÉTRÉCISSEMENTS TRAUMATIQUES

DATES	OPÉRATEURS	NOM ET AGE DU MALADE	NATURE DE LA LÉSION	DATE ET NATURE DE L'INTERVENTION	PROCÉDÉ EMPLOYÉ POUR RECONSTITUER L'URÈTRE	SONDE A DEMEURE	RÉSULTATS IMMÉDIATS	RÉSULTATS DÉFINITIFS
1880 1	Stricker	X......, 40 ans.	Rupture traumatique de l'urètre: rétrécissement consécutif.	Commencement juillet: Urétrotomie externe. Incision, puis excision du tissu cicatriciel.	Sonde à demeure Pansement plat	»	Guérison complète en fin juillet, en moins d'un mois.	Bon 10 mois après.
1885 2	Lequeu et Cestan	Thomas X., 22 ans.	Rétrécissement traumatique récidivé après urétrotomie externe ayant laissé une fistule périnéale.	26 janvier 1885. Urétrotomie externe. On ne trouve le bout postérieur que le lendemain.	Pansement à plat	Pas de date indiquée.	Sort de l'hôpital en avril avec une fistulette périnéale. Canal calibré au n° 40.	Bon 7 ans après, mais fistule persiste.
1885 3	Guyon in thèse Ladroitte	H......, 17 ans.	Rétrécissement traumatique. Récidive avec fistule après urétrotomie externe.	Urétrotomie externe; résection d'un nodus cicatriciel.	Pansement à plat	6 jours.	La guérison est complète avant deux mois; pas de date précise.	»
1888 4	Auffret, in thèse de Pierre	R......, 13 ans.	Rétrécissement traumatique datant de 3 mois.	Le 14 octobre, urétrotomie externe sans conducteur, résection.	Pansement phéniqué	Pas précisé.	Réunion complète le 6 décembre, en un mois 1ｼ2.	»
1889 5	Ebermann	J. B.	Rupture de l'urètre d'origine traumatique, et fistules.	Le 10 mars, excision de fistules et de masses calleuses. Urétrotomie externe.	Sonde à demeure Pansement iodoformé	»	Réunion complète dans trois mois.	»
1890 6	Tédenat in thèse Vieu	X......, 13 ans.	Rétrécissement traumatique de l'urètre récidivé après urétrotomie externe secondaire	Le 11 avril, urétrotomies externe et interne combinées.	Pansement plat à la gaze iodoformée	9 jours.	Réunion second¹⁰, terminée complètement le 12 mai, sans fistule, Un mois et deux jours.	»
1890 7	Tédenat, in thèse Vieu	Pierre M., 45 ans.	Rétrécissement traumatique, datant de 7 mois.	Le 30 mai, urétrotomie externe. Excision des masses fibreuses et calleuses péri-urétrales.	Pansement plat à la gaze iodoformée	5 jours.	Le 7 juin, la miction commence à se faire par la verge. Le 20 juin, guérison complète (22 jours).	Bons.
1890 8	Horteloup	Ernest S.,	Rétrécissement traumatique.	Le 12 décembre 1890, urétrotomie externe, avec excision de 4 cent. de canal.	Pansement à plat	»	Urine par le périnée jusqu'en mars.	Récidive 2 mois après. Dilatation en septembre 1891, canal à n° 18.
1891 9	Noguès	Théodule L., 19 ans.	Rétrécissement traumatique, urétrotomie externe. Récidive: urétrotomies externe et interne combinées. Récidive, puis formation d'une fistule.	Urétrotomie externe. On ne trouve pas le bout postérieur. Le 12 juin.	Pansement à plat	»	La plaie se comble très rapidement. Le 4 juillet, guérison définitive (22 jours).	»
1892 10	Lequeu et Cestan	Rich. Jules, 34 ans.	Rétrécissement traumatique avec lésions vésicales.	Le 2 décembre, urétrotomie externe. On ne trouve pas le bout postérieur. Excision des masses fibreuses.	Pansement à plat	»	Cicatrisation marche vite. Nouvelle intervention le 29 décembre. On trouve le bout postérieur, suture secondaire. Résultat immédiat bon. Réunion per primam. Sort guéri le 11 janvier.	»

RÉTRÉCISSEMENTS TRAUMATIQUES

— URÉTRECTOMIE —

RECONSTITUTION DE L'URÈTRE PAR SUTURE DES 2 BOUTS

DATES	OPÉRATEURS	NOM ET AGE DU MALADE	NATURE DE LA LÉSION	DATE ET NATURE DE L'INTERVENTION	PROCÉDÉ EMPLOYÉ POUR RECONSTITUER L'URÈTRE	SONDE A DEMEURE	RÉSULTATS IMMÉDIATS	RÉSULTATS DÉFINITIFS
1881 1	STRICKER	X......, 25 ans	Rétrécissement traumatique avec fièvre urineuse.	Urétrotomie externe le 27 octobre, excision de 1 c. d'urètre.	Suture urétrale	»	Cicatrisation complète de la plaie au commencement de novembre.	»
1880 2	STRICKER	X......, 29 ans	Rétrécissement traumatique, fistules périnéales.	1re urétrotomie le 25 juin, on laisse le périnée béant. 2me intervention 3 semaines après, puis 3me intervention.	A la troisième intervention dissection des bouts urétraux et suture.	»	Cicatrisation n'est pas terminée 4 semaines après: il persiste une fistule.	»
1881 3	KŒNIG et STRICKER	A......, 25 ans	Rétrécissement traumatique survenu après urétrotomie externe d'urgence.	Fin octobre 1881 urétrotomie externe avec excision de 1 c. d'urètre.	Suture des 2 bouts de l'urètre au catgut.	Pas de date	Le canal est fermé au mois de novembre; pas de date.	»
1880 4	KŒNIG	X......, 29 ans	Rétrécissement après une rupture traumatique datant de 3 semaines. Fistules.	Urétrectomie de 2 à 3 c. Excision de la fistule.	Suture urétrale.	»	Échec partiel. 4 semaines après il existe une fistule.	Bons 10 mois après l'intervention.
1888 5	MOLLIÈRE, in thèse Parizot	Séon J., 55 ans	Rétrécissement traumatique avec abcès et fistules périnéales consécutives.	9 décembre. Urétrectomie de 3 cent. avec excision de trajets fistuleux.	Suture urétrale. Suture périnéale en 1 seul plan, toutes deux au fil métallique. Drainage.	18 jours	Échec en partie de la suture périnéale. Guérison complète le 23 février.	Bons.
1883 6	MOLLIÈRE, in thèse Parizot	T. J., 85 ans	Rétrécissement traumatique à marche rapide.	Le 30 septembre urétrectomie de 1 c. 1/2	Suture urétrale au catgut, 1 plan périnéal.	21 jours	Fistule à la partie postérieure guérie le 3 novembre.	Bons.
1884 7	ROBSON	Am., 48 ans	Rétrécissement traumatique.	Urétrectomie	Suture urétrale	»	Échec, réunion par seconde intention 1 mois après.	Bons.
1885 8	MOLLIÈRE	C. V., 27 ans	Rétrécissement traumatique sans fistules	Résection de l'urètre, excision des masses cicatricielles.	Suture urétrale au fil métallique, 1 plan périnéal. Drainage.	12 jours, pendant lesquels on la change tous les trois jours.	Réunion immédiate sauf une fistulette au niveau du drain persistant 10 jours.	Bons 3 mois plus tard.
1885 9	MOLLIÈRE	C. V., 27 ans	Rétrécissement traumatique	Urétrectomie	Suture urétrale, 1 plan périnéal au fil métallique.	12 jours	Fistule persistant 10 jours	Bons 4 mois après.
1885 10	SOCIN, in Hägler	J. H., 11 ans	Rétrécissement traumatique avec fistules	Urétrectomie avec excision des fistules le 22 janvier.	Suture urétrale à la soie, 1 plan périnéal au catgut.	6 jours (urétrite intense)	Fistule urinaire guérie, puis qui se rouvre et persiste 2 mois 1/2.	»
1885 11	LOCQUIN	Denizot, 11 ans	Rétrécissement traumatique à allure rapide.	Urétrotomie externe	Suture de l'urètre, suture incomplète du périnée.	Pas de terme précis mais séjour assez long.	Échec de la suture immédiat. Il persiste une fistule dont la date de guérison n'est pas fixée.	Bons 1 an après.
1886 12	HEUSSNER	X......, 36 ans	Rétrécissement traumatique	Urétrectomie, excision de 2 c. d'urètre.	Suture urétrale au catgut, suture et drainage périnéal.	18 jours	Échec presque complet au 5e jour.	Bons 1 an après.
1888 13	THIRIAR	X......, 12 ans	Rupture traumatique avec infiltration gangréneuse du périnée. Large fistule traumatique: occlusion du bout antérieur.	Urétrotomie externe, avivement et suture des 2 bouts, le 21 décembre	Suture urétrale au catgut, dissection de 2 lambeaux cutanés pris sur le périnée. Suture.	4 jours, puis séance quotidienne de dilatation par sonde mise à demeure plusieurs heures.	Réunion per primam, cicatrisation complète le 4 janvier.	Bons 1 an après.
1888 14	Paoli ERASME	X......, 22 ans	Rétrécissement traumatique récidivé un an à peine après urétrotomie externe.	Le 3 février 1888, urétrotom. externe, résection de 1 c. 1/2 d'urètre	Suture des 2 bouts de l'urètre au catgut, puis 2 plans de sutures périnéales. Drainage.	12 jours	Il y a une fistulette le 15 février dont la date de guérison n'est pas indiquée.	Bons 4 mois après.
1887 15	LOCQUIN	X......, 48 ans	Rupture de l'urètre, incision périnéale en mars. Récidive; en juin nouvelle urétrotomie.	1re intervention, avivement et suture secondaire. 2me résection des 2 bouts oblitérés, rétrécis. de l'urètre.	1re intervention, suture bout à bout de l'urètre, 1 plan périnéal. 2me, suture des 2 bouts de l'urètre périnée béant.	Pas de date	1re intervention, échec complet; 2me, on fit la suture secondaire du périnée. La réunion est complète? en 10 jours.	Bons 6 mois après.
1888 16	SOCIN et HÄGLER	X......, 42 ans	Urétrotomie externe dont il persiste une fistule. Récidive 3 ans après.	Le 11 février, résection de l'urètre avec excision de la fistule.	Suture au catgut de l'urètre prenant toute l'épaisseur de la muqueuse. Suture à un plan du périnée à sa partie antérieure seulement.	»	Échec partiel, il persiste une petite fistule le 14 mars; 33 jours après; guérison en 3 mois.	Bons 3 mois après.

DATES	OPÉRATEURS	NOM ET AGE DU MALADE	NATURE DE LA LÉSION	DATE ET NATURE DE L'INTERVENTION	PROCÉDÉ EMPLOYÉ POUR RECONSTITUER L'URÈTRE	SONDE A DEMEURE	RÉSULTATS IMMÉDIATS	RÉSULTATS DÉFINITIFS
1889 17	SOCIN et HÆGLER	F. S., 24 ans	Rétrécissement trau- matique (*récidive*) avec fistule; compliqué par une blennorragie.	Le 29 février, résection urétrale de 1 c., exci- sion de la fistule.	Suture de la paroi su- périeure de l'urètre au catgut, de sa paroi inférieure à la soie, 1 plan juxta-urétral, pas de plan cutané.	2 jours plein. Mic- tion impossible après son enlève- ment; cathétérisme régulier.	Désunion totale le 9 mars, 10 jours après réunion secondaire; le 30 mars (31 jours) réu- nion sauf une fistule.	Fistule persistante due à deux fils de soie.
1889 18	WAHL	X......, 16 ans	Rétrécissement trau- matique avec fistules	Le 3 septembre, uré- trectomie, excision de 3 c. 1/2 d'urètre et des fistules.	Suture urétrale au cat- gut, 2 plans périnéaux	19 jours	Fistule à l'angle posté- rieur par désunion su- ture. Guérison le 15 octobre.	Bons.
1889 19	MERLIN, *in* thèseDuranton	Le Moring, 29 ans	Rétrécissement trau- matique avec fistules	Le 26 mars, urétrotomie externe avec excision du trajet fistuleux.	Suture urétrale au cat- gut, suture enchevillée du périnée au fil de soie.	»	Échec de la suture en- chevillée qu'on suppri- me le 2ᵐᵉ jour, la plaie périnéale guérit après une fistulette le 19ᵐᵉ jour.	»
1890 20	Paoli ERASME	X....., 58 ans	Rétrécissement traumatique	Le 21 mai, cathérisme rétrograde, puis résec- tion du rétrécissement	Suture urétrale seule, périnée béant.	Pas de date	Le périnée se ferme le 10 juin sans avoir lais- sé passer d'urine (20 jours).	Bons 2 mois après.
1890 21	WALKER	C......, 14 ans	Rupture urètre. Rétré- cissement ayant réci- divé après urétrotomie externe guérie avec fis- tule.	Restauration autoplas- tique urètre. Échec complet. Avivement et suture secondaire des 2 bouts.	Suture urétrale seule, périnée reste béant.	5 jours	«Réparation rapide de la plaie.» Pas de terme précis sur la guérison.	Bons quelques mois après.
1891 22	BAZY, *in* thèse Vergnes	W......, 45 ans	Rétrécissement trau- matique à marche ra- pide.	Urétrectomie le 1ᵉʳ octobre	Suture de l'urètre au catgut n° 1. Suture des plans superficiels, drai- nage à la gaze.	6 jours	Échec partiel, fistule qui n'est fermée que le 10 novembre.	Bons 1 an après (n° 36 Béniqué)
1892 23	BAZY, *in* thèse Vergnes	Ch......, 43 ans	Rétrécissement trau- matique à marche ra- pide.	Urétrectomie le 30 août	Suture de l'urètre au catgut. Suture périné- ale.	6 jours	Pas précisés.	»
1892 24	ALBARRAN	J......, 47 ans	Rétrécissement trau- matique ayant néces- sité 2 urétrotomies in- ternes. Fistules périné- ales, cystite purulente.	Le 9 février 1892, uré- trotomie interne, puis incision périnéale, re- constitution de l'urètre excision des fistules.	Sutures urétrales, su- ture à double plan du périnée.	Durée de séjour par précisée	(1 mois 1/2), désunion superficielle de la plaie Guérison complète 1 mois après.	Bons 2 mois après (Béniqué n° 50).
1892 25	GUERMONPREZ *in* thèse Wartel	Wilfrid J., 46 ans	Rétrécissement trau- matique de l'urètre à marche rapide, récidivé après urétrotomie ex- terne.	Le 28 avril 1892, uré- trotomie avec excision totale du rétrécisse- ment.	Suture de l'urètre bout à bout, surjet au cat- gut du plan moyen du périnée. Suture de la peau au crin de Flo- rence, sauf à la partie antérieure.	5 jours.	Le malade a été revu le 3 mai. A cette date: plaie entièrement ci- catrisée, pas de fistule. Plus de détails post- opératoires.	Le 1ᵉʳ juillet 1892 on passe le 31 Char- rière.
1892 26	HEURTAUX	B., 41 ans	Rétrécissement traumatique à marche rapide.	Urétrectomie (1 cent).	Suture à 3 plans. Pas de drainage.	6 jours.	Fistule urinaire persistant 15 jours.	Bons 6 mois après.
1891 27	TÉDENAT, *in* mémoire Villard	Joseph S., 44 ans	Rétrécissement trauma- tique avec fièvre uri- neuse.	Urétrotomie externe. Excision de la voûte cicatricielle le 7 avril 1891.	Suture à 2 plans au fil de soie.	5 jours, dilatation dès le 5ᵉ jour.	Échec. Réunion secon- daire complète le 11 mai (34 jours).	Bons 26 mois après. Canal admettant le 26 Charrière.
1892 28	WITZEL, *in* Eugen Strietholt	X......, 41 ans	Rétrécissement trauma- tique récidivé après une 1ʳᵉ urétrotomie externe ayant laissé une fistule.	Le 16 mai, on agrandit la fistule. Excision de 3 cent. de l'urètre.	Suture des deux bouts de l'urètre au catgut. 1 plan périnéal pour les parties molles, 1 plan cutané.	»	Le 25 (9 jours après), échec de la suture. Le 31 plaie en bonne voie de guérison. Avive- ment fistule et suture le 14 juin (1 mois après) Guérison incomplète.	»
1892 29	GUYON, *in* thèse Noguès	H. L., 64 ans	Rétrécissement traumati- que.	6 novembre 1891. Ré- section d'un noyau scléro-cicatriciel com- prenant les 3/4 de la circonférence de l'urè- tre.	Suture des deux bouts urétraux au catgut. 1 étage de suture pour les parties molles, 1 étage de sutures cu- tanées.	10 jours.	Le 3, le crin antérieur a suppuré (2 ou 3 gout- tes de pus), pas de fis- tule urinaire. Le 14, réunion complète (8 jours); ressaut sur la paroi inférieure au ca- théthérisme.	Revu en avril 1892. N° 50 Béniqué.
1891 30	GUYON, *in* thèse Noguès	L. J., 26 ans	Rétrécissement traumati- que.	30 novembre. Urétro- tomie externe. Excision du noyau cicatriciel et de 8 millimètres de la paroi inférieure urètre.	Suture des segments urétraux au catgut. 3 plans de suture pour les parties molles du périnée, 1 profond, 1 moyen, 1 cutané. Pas de drainage.	6 jours.	Réunion per primam le 7 décembre (9 jours)	Bons 6 mois plus tard.

DATES	OPÉRATEURS	NOM ET AGE DU MALADE	NATURE DE LA LÉSION	DATE ET NATURE DE L'INTERVENTION	PROCÉDÉ EMPLOYÉ POUR RECONSTITUER L'URÈTRE	SONDE A DEMEURE	RÉSULTATS IMMÉDIATS	RÉSULTATS DÉFINITIFS
1892 31	GUYON, in thèse Noguès	E. D., 20 ans	Rétrécissement traumatique ayant récidivé après urétrotomie externe ; fistule.	22 juin 1892. Urétrotomie externe. Excision de la fistule. Excision partielle de 25 millim. de l'urètre.	Suture bout à bout des 2 segments, puis 1 plan de suture juxta-urétrale, 1 plan pour les muscles du périnée, 1 plan cutané. Pas de drainage.	5 jours.	Réunion primitive totale le 27 en 5 jours.	Bons 1 mois plus tard.
1893 32	LEGUEU et CESTAN	Emile Par., 24 ans	Rétrécissement traumatique de l'urètre ayant nécessité 2 urétrotomies externes et dont il reste une fistule datant de la 1re intervention.	Le 23 juin 1893, urétrotomie externe. Excision de la fistule.	Réunion totale de l'urètre. Suture des parties molles en avant seulement. En arrière, plaie béante bourrée de gaze.	5 jours.	Réunion complète le 1er juillet en 8 jours.	Bons 1 mois après (n° 45).
1893 33	LEGUEU et CESTAN	Joseph Mar., 16 ans	Rétrécissement traumatique récidivé après urétrotomie externe sans conducteur; résection partielle de l'urètre. Excision de la fistule.	Le 29 mars, urétrotomie externe sans suture ayant laissé une fistule.	Suture à étages de l'urètre et du périnée.	1 mois.	Désunion totale dès l'urètre et du périnée. Réunion secondaire complète le 10 mai (43 jours).	»
1893 34	LEGUEU et CESTAN	Gar., 45 ans	Rétrécissement récidivé après urétrotomie externe. Résection des masses fibreuses.	Le 8 juin, urétrotomie externe (réunion secondaire en 7 semaines).	Suture de l'urètre et du périnée à 3 étages.	8 jours.	Le 12, on enlève la suture, et on désunit la plaie.	Mort, probablement d'infection généralisée (abcès miliaires dans la rate).
1892 35	LEGUEU et CESTAN	Adolphe B., 16 ans	Rétrécissement traumatique datant de 3 ans.	En 1892 1re urétrotomie externe. Le 24 août, avivement de la fistule.	Suture totale. Suture de la fistule.	1 mois, puis de nouveau séjour de 1 mois 1/2.	Le 5e jour, abcès urineux qui force à faire sauter la suture. Fistule consécutive. Nouvel échec ; la fistule reparaît; fermée 1 mois après, puis se reforme. Guérison longue.	»

1886 36	LJUNGGREN	J. B., 42 ans	Rétrécissement traumatique fistuleux.	Urétrotomie externe 2 mois après, excision de 6 c. d'urètre.	Suture péri-urétrale et du périnée qu'on laisse béant à sa partie médiane.	1 mois.	Échec partiel. Il reste une fistule qui nécessite une greffe muqueuse	Bons 4 ans 1/2 après.
1888 37	PINTAUD-DESALLÉES	X....., 45 ans	Rétrécissement traumatique. Fistule périnéale.	Urétrotomie externe. Excision du rétrécissement.	Suture à un seul plan, 5 points de suture métalliques.	14 jours.	Sutures enlevées le 6e jour.	Bons 6 mois après.
1891 38	POISSON	X.....,	Rétrécissement traumatique avec fistule.	Urétrectomie.	Suture des parties molles.	20 jours.	Fistule urinaire pendant 20 jours.	Bons 3 ans après.
1889 39	TÉDEDAT, in thèse Vieu	J. Louis M., 43 ans	Rétrécissement traumatique fistuleux. 2 urétrotomies externes; récidive et persistance fistule.	Le 18 décembre, urétrotomie externe sans conducteur, persistance d'une bride; nouvelle intervention le 28 résection urétrale.	Suture de la partie postérieure de la plaie. Après la seconde intervention, pansement à plat.	4 jours.	Après la 1re intervention la suture tient bon. Après la 2me, la cicatrisation se fait rapidement et la guérison est assurée sans fistule le 16 février.	Bons quelques mois après.
1891 40	GUYON, in thèse Noguès	B., 51 ans	Rétrécissement traumatique.	13 mai 91. Urétrotomie interne, puis incision périnéale, excision de 3 c. de la paroi inférieure urètre.	Suture péri-urétrale au catgut, suture du plan moyen du périnée, suture de la peau au crin (12 points). Drainage.	13 jours.	Le 18, on enlève 5 points de suture médians. Liquide séro-sanguinolent. Le 19, 2 nouveaux fils sont enlevés. Drainage. Fistule urinaire jusqu'au 25 mai le 27 guérison complète 13 jours.	Bons 11 mois après.
1891 41	GUYON, in thèse Noguès	Louis G., 12 ans	Rupture traumatique ayant nécessité 1 urétrotomie externe. 3 urétrotomies internes.	5 août 1891. Urétrotomie externe, excision d'un noyau cicatriciel et de 12 mill. de l'urètre.	Suture péri-urétrale au crin de Florence, les uns superficiels, les autres profonds. Pas de drainage.	5 jours.	Le 11, on enlève la suture; réunion per primam (6 jours).	Bons 10 mois plus tard.
1891 42	GUYON, in thèse Noguès	E. M., 29 ans	Rétrécissement traumatique. Echec de la dilatation, urétrotomie externe; accidents locaux graves.	Le 2 décembre 1891, urétrotomie externe puis interne, puis en avant, résection du point rétréci.	Suture péri-urétrale, 1 plan cutané à 3 crins superficiels et 5 profonds.	7 jours.	Le 5, on enlève les sutures superficielles. Le 9, les sutures profondes. Réunion per primam.	Sort le 17 décembre, canal n° 20.

DATES	OPÉRATEURS	NOM ET AGE DU MALADE	NATURE DE LA LÉSION	DATE ET NATURE DE L'INTERVENTION	PROCÉDÉ EMPLOYÉ POUR RECONSTITUER L'URÈTRE	SONDE A DEMEURE	RÉSULTATS IMMÉDIATS	RÉSULTATS DÉFINITIFS
1894 43	Lübbe	X......, 62 ans	Rétrécissement trauma-tique datant de 15 ans récidivé après urétro-tomie externe. Fistules urinaires.	Urétrotomie externe le 21 décembre résection du rétrécissement et des fistules.	Suture péri-urétrale.	10 jours.	Fistulette qui ne se fer-me que le 2 mars de l'année suivante. 2 mois et 10 jours.	»
1894 44	Verhoogen	H., 38 ans	Rétrécissement trauma-tique avec fistule.	Le 15 avril, urétroto-mie externe, résection des fistules.	Suture (pas de techni-que précisée).	3 jours d'abord, puis après l'échec elle est remise en place.	Échec de la suture. Le 3 mai, l'urine passe en grande partie par canal.	»
1873? 45	Durham	X......, 3 ans 1r2	Rétrécissement trauma-tique à marche rapide. Fistule périnéale.	Résection de l'urètre, excision du rétrécisse-ment.	Suture à la soie.	»	Échec partiel, une fis-tulette persiste plus d'un mois.	»
1892 46	Quénu	X......, T. L.,	Rétrécissement trauma-tique de l'urètre ayant nécessité 5 urétroto-mies internes.	Urétrotomie externe ré-section du rétrécisse-ment urétral.	Suture.	»	Résultat médiocre. Il reste une fistule.	»
1892 47	Jolton	62 ans	Rétrécissement trauma-tique. Fistules.	Le 5 nov., urétrectomie 1 c. 1r2, excision des trajets fistuleux.	Suture à étages juxta-urétrale, puis 2 plans périnéaux.	Du 5 novembre au 11 décembre 36 jours	Bon, pas de fistule, 1 point cède à l'angle supérieur.	»

Le tableau n° 3 nous montre que la réunion secondaire se fait trouvent très vite.

Les cas où elle est exactement mentionnée ont guéri le premier en moins d'un mois, le troisième en moins de deux mois, le quatrième en un mois et demi, le sixième en trente-deux jours, le septième et le neuvième en vingt-deux jours.

Mais à côté de ces cas très favorables, il faut citer celui de Legueu (n° 2) guéri avec une fistulette, celui d'Ebermann guéri en trois mois. Legueu fit une fois avec plein succès la suture secondaire (obs. 10). Horteloup, laissa le périnée se combler très lentement (n° 8) et eut une récidive rapide. Il est donc difficile de donner une moyenne de durée de la guérison, comme aussi de tracer un tableau schématique de la marche de la cicatrisation en pareil cas.

La suture après urétrotomie pour rétrécissements traumatiques a été rarement suivie de réunion immédiate : cinq cas seulement sur 47 observations. Ils donnent une moyenne de neuf jours comme durée de la guérison. Par contre, les échecs sont au nombre de neuf (n°s 7, 11, 15, 19, 27, 33, 34, 35, 44). Tous les autres cas sont des insuccès partiels. La durée de la guérison oscille entre quinze jours et un mois et demi.

Il nous faut donc constater une fois de plus le nombre relativement peu élevé des réunions immédiates.

Disons cependant que la suture, même avec échec partiel, est encore préférable à la réunion secondaire. Il vaut assurément mieux un suintement léger d'urine ou de pus, laissant au milieu d'une surface presque entièrement réunie, une traînée de tissu rétractile, qu'une cicatrice par seconde intention, aussi solide il est vrai, mais de garantie moindre pour l'avenir. En affrontant des tissus sains, n'est-il pas permis de croire qu'on aura une urètre autrement souple que celui dont on confie la réparation à des bourgeons charnus ?

RÉTRÉCISSEMENTS BLENNORRAGIQUES

URÉTROTOMIE EXTERNE — RÉUNION SECONDAIRE

DATES	OPÉRATEURS	NOM ET AGE DU MALADE	NATURE DE LA LÉSION	DATE ET NATURE DE L'INTERVENTION	PROCÉDÉ EMPLOYÉ POUR RECONSTITUER L'URÈTRE	SONDE A DEMEURE	RÉSULTATS IMMÉDIATS	RÉSULTATS DÉFINITIFS
1875 1	EBERMANN	Paul W., 47 ans	Rétrécissement blennoragique et fistules périnéales.	Urétrotomie externe et excision des trajets fistuleux.	Pansement de Lister.	»	La guérison se fait complète en 2 mois 1|2.	Bons 2 ans après.
1880 2	EBERMANN	Paul J., 26 ans	Rétrécissement blennoragique et fistules périnéales.	Le 17 octobre 1880. Urétrotomie externe et excision des trajets fistuleux.	Pansement de Lister.	6 jours.	La guérison est entravée par la formation d'un abcès scrotal; elle est complète en février 1881.	»
1881 3	LÜBBE	Zimmermann, 35 ans	Rétrécissement blennoragique avec incontinence.	Urétrotomie externe le 21 juillet 1881, avec excision de la masse calleuse.	Pansement à plat.	8 jours.	La plaie est fermée un mois après, mais la guérison a été retardée par une fausse route qui a occasionné un abcès.	»
1882 4	MOLLIÈRE, in thèse Parizot	Laumain, 36 ans	Rétrécissement blennoragique avec fistules.	Urétrotomie externe sans conducteur. Résection urétrale et des fistules le 10 août; réopéré le 18 septembre	Pansement à plat.	24 jours.	4 mois.	Revu 1 an après, résultat maintenu bon
1883 5	MOLLIÈRE, in thèse Parizot	F. Luquet, 43 ans	Rétrécissement blennoragique avec fistules périnéales.	Le 26 juin excision des fistules et résection urétrale.	Pansement à plat.	50 jours (changée toutes les semaines)	Réunion à peu près complète en 20 jours avec formation d'une fistule qui en dure 60.	Bons 6 mois après.
1885 6	OLLIER, in thèse Phélip	Ad. Ant., 43 ans	Rétrécissement blennoragique, échec de la dilatation.	Urétrotomie externe sans conducteur le 4 mai.	Pansement à plat.	8 jours. On enlève la sonde pour la remettre du 9 au 20 mai.	Plaie non cicatrisée le 12 juin, mais il n'y a plus de fistule urinaire.	Bons 8 mois après
1887 7	TÉDENAT, in thèse Vieu	Paul D., 28 ans	Rétrécissement blennoragique. Urétrotomie interne. Récidive. Abcès urineux. Fistules.	Urétrotomie externe le 8 juin. Excision partielle du rétrécissement.	Pansement à plat.	2 jours.	Excellent. Chute immédiate de la fièvre. Guérison complète le 15e jour.	Bons 3 ans après.
1888 8	POUSSON, in thèse Mauroux	Galibert, 42 ans	Rétrécissement blennoragique avec fistules.	Le 3 janvier. Urétrotomie interne et externe combinée. Excision fistules.	Pansement à plat.	22 jours.	Guérison complète fin février pas de date précise; 1 mois 1|2.	Bons 1 an après.
1889 9	POUSSON, in thèse Mauroux	Antoine D., 63 ans	Rétrécissement blennoragique avec fistules.	Le 1er octobre. Urétrotomie externe et interne combinée. Excision fistule.	Pansement à plat.	Plus de 1 mois 1|2.	Mal précisés. Guérison définitive le 15 décembre, 2 mois 1|2.	Médiocres.
1890 10	TÉDENAT, in thèse Vieu	J.-B., 25 ans	Rétrécissement blennoragique et rétrécissement pénien consécutif à un chancre phagédénique.	Le 23 janvier. Urétrotomie externe.	Pansement à plat.	4 jours.	Plaie complètement cicatrisée le 23 février, 22 jours.	»
1890 11	TÉDENAT, in thèse Vieu	Paul L., 30 ans	Rétrécissement blennoragique récidivé après deux urétrotomies internes. Pyélo-néphrite.	Le 23 juillet. Urétrotomie externe.	Pansement à plat.	5 jours.	Cessation immédiate des accidents fébriles le 5 août. Cicatrisation complète en 13 jours.	»
1892 12	KENNEDY	X......, 34 ans	Rétrécissement blennoragique infranchissable.	Urétrotomie externe sans conducteur.	Pansement à plat.	3 jours.	Guérison complète en 2 semaines.	»

URÉTRECTOMIE DANS LES RÉTRÉCISSEMENTS BLENNORRAGIQUES

RECONSTITUTION DE L'URÈTRE ET DU PÉRINÉE PAR SUTURE

DATES	OPÉRATEURS	NOM ET AGE DU MALADE	NATURE DE LA LÉSION	DATE ET NATURE DE L'INTERVENTION	PROCÉDÉ EMPLOYÉ POUR RECONSTITUER L'URÈTRE	SONDE A DEMEURE	RÉSULTATS IMMÉDIATS	RÉSULTATS DÉFINITIFS
1882 1	Hrusner	X. ...., 51 ans	Rétrécissem¹ blennorragique compliqué de traumatisme périnéal.	Urétrectomie. Résection de 1 cent. d'urètre.	Suture urétrale seule. Le périnée est laissé béant.	9 jours.	Echec presque complet de la suture. Réunion secondaire en 3 semaines.	Bons 6 mois après.
1888 2	Mollière, in thèse Parizot	M. Gauthier, 41 ans	Rétrécissem¹ blennorragique traité par la dilatation. Récidive. Abcès périnéal, fistule consécutive.	Urétrectomie. Résection de 3 cent. Excision de la fistule le 28 décembre.	Suture urétrale au fil métallique. Suture périnéale en un plan.	3 jours.	La réunion manque à la partie déclive dans un petit point de la portion moyenne. Guérison complète le 28 février.	» (2 mois)
1884 3	Mollière, in thèse Parizot	Jouannaud, 32 ans	Rétrécissem¹ blennorragique, échec de la dilatation, fistule périnéale.	Le 25 février, résection urétrale de 3 cent. Excision du trajet fistuleux.	Suture urétrale. Suture périnéale en un plan. Drainage.	8 jours.	Réunion per priman sauf un petit point à la partie postérieure qui se fistulise et se ferme le 25 avril.	»
1884 4	Mollière, in thèse Parizot	V. Sch., 53 ans	Rétrécissem¹ blennorragique avec fistule consécutive à une série d'abcès périnéaux.	Résection urétrale de 1 cent. 1½ le 1ᵉʳ février.	Suture urétrale. Suture périnéale en un plan. Drainage.	35 jours.	Echec de la suture. Réunion par seconde intention qui est complète le 21 mars.	»
1884 5	Guermonprez, in thèse Wartel	P. B., 44 ans	Rétrécissem¹ blennorragique et traumatique. Fistules périnéales.	Urétrectomie. Résection urétrale de 2 cent. Excision des fistules.	Suture urétrale et paraurétrale incomplète de la peau.	10 jours.	Echec partiel. Il persiste 2 fistulettes qui durent 1 mois.	Bons 5 ans après.
1890 6	Calalb	X. ...., 36 ans	Rétrécissem¹ blennorragique.	Le 17 mai, urétrotomie externe. Excision de 4 cent. d'urètre rétréci.	Suture urétrale au catgut, quelques fils passant à travers la sonde. 2 étages de sutures périnéales. Drainage.	23 jours.	Réunion per primam (douteux à cause de la disposition des fils traversant l'urètre).	Bons 1 an après.
1890 7	Forgue, in thèse Gaujon	Auguste G., 40 ans	Rétrécissem¹ blennorragique.	Le 16 septembre, urétrotomie externe et interne combinées. Excision d'une masse scléreuse attenant à l'urètre.	Suture urétrale. 1 plan de suture périnéale.	8 jours.	La réunion est complète le 24 sauf un petit point à la partie inférieure. La fistulette persistait encore le 11 octobre 1 mois après environ.	Bons. Revu, le malade a un canal qui admet le n° 40.
1890 8	Cacciopoli	X. ...., 51 ans	Rétrécissem¹ blennorragique avec fistule et cystite chronique.	Urétrotomie externe. Résection urétrale de 3 cent.	Suture urétrale au catgut. Suture périnéale sauf à l'angle postérieur qui sert au drainage.	»	22 jours après guérison complète.	»
» 9	Guyon	R. ...., 32 ans	Rétrécissem¹ blennorragique avec fistule, tuberculose épididymaire.	Urétrotomie externe avec résection de 2 cent. d'urètre.	Suture urétrale au catgut et plan périnéal. Pas de drainage.	20 jours.	Le 7ᵉ jour, réunion complète. Nous n'avons pas vu l'observation de Guyon, mais un résumé de Wartel. On se demande pourquoi 20 jours de sonde, si la réunion était parfaite au 7ᵉ jour.	Bons 10 mois après. (n° 22).
1890 10	Codivilla	X. ...., 35 ans	Rétrécissem¹ blennorragique, rupture de l'urètre infiltration d'urine.	1ʳᵉ Urétrotomie externe en mars. 2ᵉ urétrotomie en juin. Dissection des bouts de l'urètre et d'un trajet fistuleux datant de la première intervention.	Pansement à plat. A la seconde intervention urétroplastie; la paroi inférieure du nouvel urètre est fournie par le trajet fistuleux. Sutures en 2 plans du périnée.	82 jours. Puis de nouveau six jours après elle une fistule.	1ʳᵉ intervention laisse après la seconde intervention. Dans la seconde intervention il y a réunion per primam en 12 jours	Bons 1 mois 1½ après
1890 11	Codivilla	X. ...., 59 ans	Rétrécissem¹ blennorragique récidivé quatre ans après, urétrotomie interne.	Résection urétrale.	Suture totale en 3 plans.	5 jours.	Réunion presque complète sauf une petite fistulette guérie au 12ᵉ jour. 15ᵉ jour guérison totale.	»
1892 12	Albarran	S., 48 ans	Rétrécissem¹ blennorragique, tumeur urinaire avec fistule. Fistule périnéale.	Le 1ᵉʳ octobre urétrotomie interne, puis incision périnéale, résection de la paroi inférieure de l'urètre sur 3 cent. Excision des fistules.	Reconstitution urètre à l'aide de 2 plans de suture au catgut. Paroi réunie par 4 crins superficiels et 3 profonds. L'extrémité postérieure de l'incision n'est pas réunie pour laisser passer les pinces à forcipressure.	1 mois.	Le second jour, on enlève 3 fils profonds; le 3ᵉ désunion superficielle. On enlève les fils superficiels. La guérison de la plaie n'est pas mentionnée.	Bons à la sortie du malade.

DATES	OPÉRATEURS	NOM ET AGE DU MALADE	NATURE DE LA LÉSION	DATE ET NATURE DE L'INTERVENTION	PROCÉDÉ EMPLOYÉ POUR RECONSTITUER L'URÈTRE	SONDE A DEMEURE	RÉSULTATS IMMÉDIATS	RÉSULTATS DÉFINITIFS
1892 13	Albarran	M. G. 32 ans	Rétrécissem^t blennorragique datant de treize ans. Fistules périnéales.	Résection urétrale et excision des fistules.	Suture à 4 plans; 1 plan urétral, 1 plan sur le tissu spongieux, 1 plan pour les parties molles, 1 plan cutané, pas de drainage.	20 jours. Changée, 8 jours.	Réunion primitive.	Bons 10 mois après (22 Charcière).
1891 14	Lübbe	X......, 33 ans	Rétrécissem^t blennorragique. Échec de la dilatation.	Le 6 juillet, excision de la portion rétrécie de l'urètre.	Suture urétrale, périnée béant pansement plat.	Pas de date précise mais très longtemps maintenue.	Échec de la suture, puis suture secondaire quelques jours après.	»
1894 15	Sébileau in thèse Odoul	X......,	Rétrécissem^t blennorragique avec fistules.	Urétrotomie interne, puis résection de la paroi inférieure de l'urètre et des fistules.	Suture à deux étages.	Pas de date fixée mais très longtemps maintenue.	Échec suture et nécrose paroi inférieure de l'urètre.	Peu satisfaisant il persiste une fistule périnéale.
1897 16	Lübbe	X......, 36 ans	Rétrécissem^t blennorragique.	Le 2 octobre, urétrotomie externe et résection de 1 cent. 1	2 d'urètre.	Suture de 2 segments urétraux.	21 jours. Puis remise du 29 octobre au 3 novembre.	Échec. Avivement le 29 octobre. Suture de la plaie. Fistulisation nouvelle. Le 2 décembre, guérison de la fistule.	»
1897 17	Deanewsly	U. G. 52 ans	Rétrécissem^t blennorragique. Récidive après urétrotomie externe.	Urétrotomie externe, résection urétrale de 1	4 de pouce.	Suture de 2 segments par 6 fils de soie. Suture des muscles périnéaux. Suture cutanée partielle.	10 jours.	Une fistulette que l'auteur attribue au fils de soie.	Bons 12 mois après (une sonde de calibre normal arrive facilement dans la vessie) sans qu'il ait été fait de cathétérisme.
1884 18	Podres	H., 42 ans	Rétrécissem^t blennorragique avec fistule.	Le 16 août 1883, urétrotomie avec excision des masses calleuses et fistules.	Réunion secondaire puis le 24 août suture secondaire par trois sutures profondes et trois superficielles au fil métallique.	4 jours.	Une fistule persiste pendant 4 jours. Guérison le 4 septembre en 11 jours.	Bons 6 mois après.
1888 19	Ludwig Novotny	X......, 65 ans	Rétrécissem^t blennorragique avec fistule.	Le 2 juin, urétrotomie externe, resection de la partie rétrécie du canal.	Suture du périnée. Suture en capiton.	6 jours.	Points de suture enlevés le cinquième jour. Sorti 14 jours après guéri.	»
1890 20	Ludwig Novotny	X......, 28 ans	Rétrécissem^t blennorragique avec fistule.	Le 30 mars, urétrotomie externe, resection de la fistule et de la partie rétrécie du canal.	Suture en capiton du périnée.	4 jours.	Points de suture enlevés, le 5 avril. Sorti le 30 mai.	»
1890 21	Ludwig Novotna	H., 27 ans	Rétrécissem^t blennorragique.	Le 31 juillet, urétrotomie externe et résection de l'urètre.	Suture en capiton du périnée.	2 jours.	Réunion primitive. Sorti le 12 août.	»
1888 22	Fontan in thèse Duranton	M. Van Thaï, 35 ans	Rétrécissem^t blennorragique avec fistules multiples.	Urétrotomie externe et interne combinées le 28 mars 1898. Excision des fistules.	Suture juxta-urétrale, pas de suture périnéale.	9 jours.	Plaie périnéale ne se ferme que fin avril. Fistulette qui dura jusqu'à fin avril.	»
1888 23	Fontan in thèse Duranton	M. B., 43 ans	Rétrécissem^t blennorragique avec fistules multiples.	Le 5 juin, urétrectomie avec résection des trajets fistuleux.	Suture juxta-urétrale en 1 plan. L'intervalle que laissent ces points est fermé par quelques fils superficiels.	18 jours. Mais changée au 9e, puis sonde à demeure la nuit pendant 11 jours.	Réunion par 1re intention, sauf un tout petit pertuis à la partie antérieure.	Bons 16 mois après.
1889 24	Duranton	M. G., 38 ans	Rétrécissement infranchissable de l'urètre. Fistules périnéales.	Le 12 novembre, urétrectomie. Résection de 5 à 6 cent. d'urètre. Excision des trajets fistuleux.	Suture juxta-urétrale. puis suture à 2 étages du périnée. Pas de drainage.	Pas précisé.	Réunion partielle. Le 26 novembre, la cicatrisation est presque complète. Guérison le 30 novembre, 18 jours.	»
1892 25	Albarran	M. R., 38 ans	Rétrécissem^t blennorragique. Récidive après urétrotomie interne. Fistules périnéales.	Résection de 3 cent. urètre en conservant la paroi supérieure.	Suture à 3 étages des parties molles.	10 jours. Changée tous les deux jours.	Échec complet de la suture au 3me jour, réunion secondaire parfaite en 24 jours.	Bons 9 mois après.
1892 26	Albarran	M. C., 54 ans	Rétrécissem^t blennorragique après urétrotomie interne. Fistules périnéales et scrotales.	Résection de 4 cent. de la paroi inférieure du canal. Excision des trajets fistuleux.	Suture à 3 étages, pas de drain.	Durée du séjour pas mentionnée.	Le 6me jour on enlève trois points? de sutures. La plaie est ensuite guérie le 18e jour.	Bons 5 mois après. on passe le 56 Béniqué.

DATE	OPÉRATEURS	NOM ET AGE DU MALADE	NATURE DE LA LÉSION	DATE ET NATURE DE L'INTERVENTION	PROCÉDÉ EMPLOYÉ POUR RECONSTITUER L'URÈTRE	SONDE A DEMEURE	RÉSULTATS IMMÉDIATS	RÉSULTATS DÉFINITIFS
1892 27	ALBARRAN	J. B., 54 ans	Rétrécissem^t blennorragique.	Urétrotomie interne, puis incision périnéale, résection des fistules et de 5 cent. de la paroi inférieure de l'urètre.	Suture péri-urétrale. 2 plan périnéaux, pas de drainage.	Durée du séjour pas mentionnée.	Un peu de suppuration le 5me jour à l'angle postérieur; on enlève quelque fils, puis légère désunion sur toute l'étendue de la cicatrice cutanée; fistulette qui se ferme à une date non précisée. Guérison, plaie pas précisée.	»
1888 28	LÜBBE	A. matelot, 33 ans	Rétrécissem^t blennorragique. Dilatation sans succès.	Urétrectomie le 26 juillet avec résection de 1 cent. 1$\frac{1}{2}$ d'urètre.	Suture péri-urétrale. Le périnée est laissé béant.	16 jours.	Le 2 août on fait sauter la suture. Réunion par seconde intention le 29 septembre (2 mois).	»
1898 29	ROLLET	D. Philibert,	Rétrécissem^t blennorragique avec fistules multiples.	Le 18 octobre 1892, résection de l'urètre. Excision des fistules et de masses calleuses pesant en tout 60 gr.	2 plans de sutures aux fils de soie.	36 jours et fixée par un fil métallique à travers le périnée.	Bons. Il n'y a pas eu issue d'urine; plaie guérie le 23 novembre (36 jours).	Bons.
1891 30	HORTELOUP, in thèse Noguès	Ch. J. 46 ans	Rétrécissem^t blennorragique, abcès urineux.	26 mai, urétrotomie externe. Résection de 3 cent. d'urètre.	Suture incomplète du périnée profonde et superficielle.	3 jours. Dès le 4e dilatation.	Le 7 juin, urine par la verge. Plaie fermée le 10 juin.	4 mois après, canal admettant le 19.
1892 31	TÉDENAT, in mémoire Villard	Pierre B., 42 ans	Rétrécissem^t blennorragique avec fistule et abcès urineux.	27 juillet, urétrotomie externe. Excision de la paroi inférieure de l'urètre et de la poche purulente.	Suture bout à bout de l'urètre à la soie. 4 points métalliques pour les plans superficiels.	4 jours.	Quelques gouttes d'urine par le périnée à chaque miction. Au 6e jour tout passe par le méat. On enlève les fils. Le 8me jour, Béniqué n° 52.	»

Voici les conclusions qu'on peut faire après examen des tableaux précédents.

Nous donnons 12 cas de rétrécissements blennorragiques ayant nécessité la résection, suivie de réunion secondaire de l'urètre.

Les uns sont très favorables à cette méthode (3 cas de Tédenat, 1 cas de Kennedy), les autres sont une preuve que, si la guérison a été longue, elle se fait le plus souvent sans fistule définitive. Nous en éliminons un cas d'Ebermann, dans lequel une complication inusitée retarda la guérison, qui ne fut complète que cinq mois après ; un cas de Mollière, dans lequel on tenta la réunion secondaire, alors que la plaie périnéale était en bonne voie de guérison ; cela n'eut d'autre résultat que de retarder celle-ci qui ne fut terminée que quatre mois après.

La durée moyenne de la guérison a été de 37 jours.

Mais il est difficile de retenir cette date comme chiffre définitif ; car, à côté de malades guéris en 12, 14, 22 jours, il en est d'autres qui pèsent lourdement sur cette durée moyenne de la guérison, comme celui de Mollière, qui resta quatre mois en traitement.

L'urètre ainsi réparé est toujours très solide ; dans quelques cas on a pu constater qu'il se maintenait longtemps avec un calibre très satisfaisant. Rappelons celui de Tédenat où la guérison était confirmée trois ans après ; celui d'Ebermann, celui de Mollière, celui de Pousson, qui sont d'excellents résultats à l'acquis de la réunion secondaire.

Dans les mêmes interventions, la suture totale nous donne sept succès, sept réunions *per primam* sur 31 cas, c'est-à-dire une moyenne de 4, 4 %. Encore quelques-uns sont-ils contestables. Ce sont, par exemple, celui de Calalb et celui de Guyon ; nous les avons signalés avec les remarques qui nous ont paru nécessaires. Calalb n'a pas donné la limite exacte de durée de la guérison ; Guyon non plus, car la réunion est donnée définitive au septième jour et la sonde fut à demeure 20 jours. Retenant ce dernier chiffre, il nous donne, avec les cinq autres cas où la guérison est mentionnée, une durée moyenne de 14 jours de traitement.

Tout serait donc parfait s'il ne restait le nombre considérable des échecs partiels ou totaux

Nous avons huit cas, d'échec total (1, 4, 5, 14, 15, 16, 25 et 28) de la suture, sans faire entrer dans cette liste nombre de ceux qui sont très discutables, comme par exemple celui d'Albarran (n° 27).

La conclusion de cette revue rapide, c'est qu'il est rare, nous l'avons dit maintes fois, que tout se passe bien. Quand la réunion *per primam* est obtenue, tout marche très vite : quand il y a fistulisation ou échec partiel, la suture ne donne pas de brillants résultats. Elle atteint rarement le but que cherchent les opérateurs, c'est-à-dire la formation d'une cicatrice absolument dépourvue de tissu rétractile.

La durée de la guérison en pareil cas (n°ˢ 2, 3, 7, 11, 18, 22, 24, 26, 29 et 30) a été en moyenne de 29 jours. On gagnerait donc huit à dix jours sur la réunion secondaire ; nous ferons remarquer qu'ici encore, les deux cas de Mollière (2 et 3) augmentent cette durée, qui est en réalité moindre, par leur nombre de journées de traitement considérable (deux mois chacun). Expurgée de ces deux cas, la moyenne est ramenée à vingt et un jours seulement.

En terminant nous ferons remarquer que les dix-huit premiers numéros se rapportent à des sutures bout à bout de l'urètre, tandis que dans les autres, sa réparation a été confiée aux tissus péri-urétraux. Parmi ceux-ci nous trouvons trois cas de réunion primitive qui appartiennent à la suture à un plan ; ce sont ceux de Novotny.

RECONSTITUTION DE L'URÈTRE ET DU PÉRINÉE PAR SUTURE SECONDAIRE
APRÈS URÉTROTOMIE EXTERNE

DATES	OPÉRATEURS	NOM ET AGE DU MALADE	NATURE DE LA LÉSION	DATE ET NATURE DE L'INTERVENTION	PROCÉDÉ EMPLOYÉ POUR RECONSTITUER L'URÈTRE	SONDE A DEMEURE	RÉSULTATS IMMÉDIATS	RÉSULTATS DÉFINITIFS
1884 1	OLLIER, in thèse Phélip	X. Gilbert, 64 ans	Rétrécissement traumatique avec pyélonéphrite.	Le 9 janvier 1884, urétrotomie externe.	Pansement à plat.	"	Sort guéri sans fistule le 16 février	Bons.
1886 2	TÉDENAT, in thèse Lecercle	P. Austruy, 88 ans	Rétrécissement traumatique datant de 4 mois 1/2.	Le 19 avril, urétrotomie externe d'urgence, le malade présentant des signes d'infection locale grave.	Pansement à plat.	"	On fait le cathétérisme rétrograde.	Mort par accidents infectieux graves.
1886 3	TÉDENAT, in thèse Lecercle	Fr. Mouly	Rétrécissement traumatique datant de 1 an 1/2.	Le 10 mai, urétrotomie externe.	Pansement à plat.	6 jours.	Le 15, le malade urine par la verge. Guérison complète le 9 juin (1 mois).	"
1892 4	KENNEDY	X....., 45 ans	Rétrécissement traumatique.	Urétrotomie externe avec conducteur.	Pansement à plat.	3 jours.	Guérison à peu près complète le 12e jour.	, '
1892 5	LEGUEU et CESTAN	R., 19 ans	Rétrécissement traumatique siégeant dans la portion la plus profonde de l'urètre périnéal.	Le 22 novembre, urétrotomie externe sans résection ni suture. Incision transversale et prérectale.	Pansement à plat.	N° 12. Changée le 29 novembre, puis les 5, 9 et 10 déc. Séjour long, pas de date précise.	Fistule périnéale se fermant une 1re fois le 28 janvier, puis se reformant. Pas de terme de guérison indiqué.	A la sortie de Necker n° 48 Béniqué.
? 6	AUFFRET, in thèse Pierre	R., 19 ans	Rupture incomplète de l'urètre ; rétrécissement à marche rapide.	Le 1er octobre, urétrotomie externe.	Pansement à plat.	"	Guérison en bonne voie le 24 octobre, pas de date précise de fin de cicatrisation.	Bons.

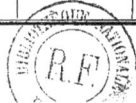

RECONSTITUTION PAR SUTURE DE L'URÈTRE ET DU PÉRINÉE
APRÈS URÉTROTOMIE EXTERNE

DATES	OBSERVATEURS	NOM ET AGE DU MALADE	NATURE DE LA LÉSION	DATE ET NATURE DE L'INTERVENTION	PROCÉDÉ EMPLOYÉ POUR RECONSTITUER L'URÈTRE	SONDE A DEMEURE	RÉSULTATS IMMÉDIATS	RÉSULTATS DÉFINITIFS
1882 1	ZEISSL	X......, 15 ans	Rupture traumatique. Urétrotomie externe d'urgence qui laisse une grosse fistule.	Urétrotomie externe	Suture de l'urètre Suture du périnée.	Changée tous les jours sans date de séjour.	Réunion pas complète, quelques points cèdent.	»
1887 2	GUILLET in thèse Noguès	Charles L., 36 ans	Rupture traumatique traitée par incision tardive et fistulisée.	Urétrotomie externe	Trois plans de suture.	»	Réunion per primam. (sans date)	»
1885 3	POTEMPSKI	G......, 40 ans	Rétrécissement blennorragique	21 nov. 1885. Urétromie externe sans conducteur.	Suture urétrale au catgut. 2 plans de suture à la soie pour le périnée.	14 jours	Le 15mᵉ, on enlève la suture. Réunion sauf à la partie médiane. Durée un mois.	»
1887 4	Pietro NERI	G. F., 37 ans	Rétrécissement blennorragique	17 mars 1896 Urétrotomie externe	Suture urétrale. 2 plans de suture du périnée.	15 jours	Réunion primitive, sort guéri après 24 jours.	Bons 1 mois après.
1891 5	NOGUÈS	E. H. 50 ans	Rétrécissement blennorragique infranchissable.	Le 29 avril. Urétrotomies externe et interne combinées.	Suture urétrale au catgut, suture des muscles, de l'aponévrose et du tissu cellulaire, de la peau. Drainage.	5 jours	Suture enlevée au 7mᵉ jour. Réunion bonne et complète le 12 (14 jours).	»
1892 6	LEGUEU in thèse Noguès	L. M., 55 ans	Rétrécissement blennorragique infranchissable. Fistule périnéale.	Le 17 mars, urétrotomie externe	Suture urètre au catgut, un plan pour les parties molles, un plan cutané.	6 jours	Réunion per primam au 8mᵉ jour, soit le 5 avril (19 jours).	Bons 2 mois après.
1892 7	NOGUÈS	H. A., 51 ans	Rétrécissement blennorragique infranchissable.	Le 4 mai, urétrotomie externe	Suture juxta-urétrale par 11 points séparés. Suture cutanée crins profonds, 10 superficiels. Pas de drainage.	Enlevée le 16 mai, puis remise (sans date).	Echec partiel, soit le 8 juillet avec une fistule.	»
1888 8	KIRMISSON	X......, 54 ans	Rétrécissement blennorragique ; calculs urétraux.	Le 27 sept., urétrotomie externe. Extraction de 7 calculs.	Suture de l'urètre au catgut. Suture musculaire. Suture de la peau.	25 jours	Echec de la suture superficielle, suture urétrale tient. Pas de date de guérison.	Bons 3 mois après.

Ce travail n'eût pas été complet si nous avions omis de donner les résultats de la suture dans les cas d'urétrotomie externe simple. Ils nous seront fournis par les deux tableaux suivants, intentionnellement abrégés, et où ne se trouvent que les observations les plus complètes. On y rencontrera côte à côte les rétrécissements traumatiques ou blennorragiques.

La comparaison de ces quelques cas est ici toute en faveur de la suture après l'urétrotomie. Cela tient sans doute à l'absence d'évidement du périnée, à la netteté des bords de l'incision. Sur huit cas nous avons trois réunions primitives indiscutables.

CHAPITRE VI

RÉSULTATS ÉLOIGNÉS

La suture immédiate dans les ruptures traumatiques semble à première vue garantir le malade contre le rétrécissement prévu à brève échéance. Substituant au tissu inodulaire de la réunion par seconde intention, une cicatrice souple, faite dans les meilleures conditions d'asepsie, on a pu croire qu'à sa suite, le calibre de l'urètre devait rester normal.

C'est l'opinion qui est devenue classique, adoptée par presque tous les auteurs, à la suite des travaux de Kauffmann, de Hägler des expériences de Noguès, de la thèse de Gouraud et des mémoires de Harrisson Réginald, de Cabot, en Angleterre.

Gouraud a même écrit dans les conclusions de sa thèse « que la dilatation ne sera pas nécessaire après la suture, si celle ci s'est faite sans complications ; on se bornera à une exploration répétée tous les deux ou trois mois. »

C'est là une conclusion trop laudative en faveur de la suture urétrale, et l'« assurance » qu'elle donne le rétrécissement traumatique est loin d'être prouvée. Elle serait due, d'après Réginald Harrisson, à ce que la reconstitution totale de l'urètre préserve les tissus contre l'atteinte de l'urine, dont le contact favoriserait éminemment la formation de tissu fibreux serré et contractile ; à ce que la sonde protège la plaie urétrale. La cicatrice dans de telles conditions serait d'une souplesse remarquable.

C'est là un fait admis sans conteste par Cabot, qui donne à son travail les conclusions suivantes :

« 1° Dans les cas de rupture de l'urètre on doit pratiquer la section du périnée et la suture de l'urètre.

» 2° Par ce procédé, non seulement on diminue grande ment les dangers d'infiltration et d'abcès urineux, mais encore dans une grande proportion des cas on peut prévénir la formation d'un rétrécissement serré et difficilement curable. »

Pareille opinion a pour point de départ les expériences de Kauffmann, de Hägler, qui ne voulaient prouver que le succès possible de la suture dans les traumatismes urétraux.

Kauffmann, le premier, incisa l'urètre de jeunes chiens et en fit la suture immédiate; il sacrifia ses animaux un mois et demi après, et voici les conclusions qu'il tire de ses expériences : « de ces recherches, on déduit la possibilité d'obtenir la guérison de la section tranversale de l'urètre par la suture. Le temps d'observation est à la vérité, trop court pour permettre de tirer des conclusions sur les suites de la cicatrice résultant de la plaie transversale. »

Les conclusions de Hägler sont tout aussi prudentes. « Si la suture est faite, dit-il, la cicatrice urétrale est attirée en dehors par la cicatrice cutanée et il en résulte un élargissement du canal, fait qui a été observé chez l'homme par Roser. »

C'était d'ailleurs les seules conclusions qu'il put donner à ses expériences; ses chiens, dans les cas où la suture tint à peu près furent sacrifiées trop tôt (deux mois, un mois et demi, trois semaines). Encore faut-il être très réservé, après lecture de ses observations, sur l'avenir d'un urètre qui dans l'une présente « au niveau de l'incision dans la circonférence supérieure une cicatrice de 4 millimètres de large, faiblement proéminente » ; dans une autre, « pas de rétrécissement; la cicatrice de la muqueuse urétrale forme des plis à peine appréciables ».

Paoli Erasme refit sur cinq chiens des recherches analogues, deux seulement eurent une réunion urétrale satisfaisante; 9 mois après l'un avait un rétrécissement peu serré; chez l'autre, il était bien net et très étroit, deux mois après l'intervention. Dans deux autres cas la réunion échoua; un autre fut favorable aux idées de l'expérimentateur, bien que la date de l'autopsie de l'animal ne soit pas indiquée.

Si on examine les expériences de Noguès, on est loin de les trouver d'accord avec son opinion et celle de Harrisson, Fabre, Delaunay. L'expérience est, de l'avis même de l'auteur, incomplète. La 9me et la 10me furent faites sur un même chien qui, après une première intervention, avait gardé son urètre normal,, et qui après la seconde, portait un rétrécissement presque complet au niveau du point sur lequel avait porté la résection. »

Quant à l'expérience onze, elle est des plus intéressantes. Quatre semaines après l'accident, l'urètre avait son calibre normal, mais présentait au niveau de la cicatrice «un épithélium pavimenteux stratifié». C'était, comme l'ont montré les travaux de Dittel, de Vadja, de Neelsen Baraban, Wassermann et Hallé, la première lésion d'un rétrécissement traumatique en voie de formation.

L'expérimentation est donc toute opposée, à la notion de la suture urétrale, assurance contre le rétrécissement. Encore faut-il noter qu'il s'agissait dans tous les cas d'incisions franches, au bistouri, faites en tissus sains, plus favorables à la réunion immédiate que les tissus périnéaux violemment contus, par le traumatisme.

La clinique, dont les enseignements sont bien autrement précieux, est d'ailleurs en parfait accord avec l'expérimentation. Elle nous apprend que le rétrécissement traumatique se voit même après la suture immédiate et nous en citerons des cas relativement récents. Ils nous sont fournis d'abord par deux observations très bien prises et suivies, de la thèse de Delaunay.

Dans la première il s'agit d'un enfant de dix ans qui, en septembre 1892, eut une rupture urétrale par coup de pied, pour laquelle Jalaguier intervint dès le lendemain de l'accident. On fit la suture, qui donna une réunion à peu près parfaite. L'enfant quitta l'hôpital en octobre, avec un canal admettant le 32 Béniqué. « Revu le 21 décembre 1893, on essaye vainement de lui passer des Béniqués. Les plus fines bougies en gomme m'obtiennent pas plus de succès. Il a de la rétention et de l'incontinence d'urine. »

La seconde est à peu près identique. Un jeune enfant se fit en 1893 une rupture traumatique de l'urètre pour laquelle on fit, le lendemain, l'urétrotomie externe et la suture. Celle-ci n'eut pas un succès complet, mais à la sortie l'urètre de l'enfant admettait un 17 Charrière. « Il est revu le 15 décembre : le calibre du canal ne s'était pas maintenu et l'urètre n'admettait plus qu'une bougie n° 12. »

Deux cas analogues sont dus l'un, à Symonds, l'autre à Gilbert Barling (in thèse Delaunay). Dans un cas que nous avons déjà cité Locquin fit une incision périnéale d'urgence chez un enfant qui venait de se rompre l'urètre. Six jours après il tente la suture secondaire des deux bouts du canal. L'enfant urine assez bien pendant quelque temps, puis son jet se rétrécit de plus en plus, et au bout d'un mois il n'urinait plus qu'en arrosoir par les points de suture du périnée qui s'étaient fistulisés.

De cet ensemble de faits, il nous semble permis de conclure que la suture immédiate dans les ruptures traumatiques n'assure en rien contre les rétrécissements à venir. Nous sommes d'avis abolument opposé à Noguès et nous disons : « la suture ne met pas à l'abri du rétrécissement. »

Il est difficile d'admettre qu'après la réunion immédiate le périnée doit rester indéfiniment souple.

On connaît les désordres qui accompagnent les ruptures de l'urètre et quel que soit le soin apporté à réséquer les lambeaux musculaires ou aponévrotiques violemment contus, il va se faire sans nul doute, sous l'influence du traumatisme, une prolifération du tissu conjonctif destiné à les réparer. Les parties molles et surtout les muscles se laisseront envahir par ce tissu nouveau rétractile, et la suture qui supprime la suppuration cicatricielle ne pourra qu'en atténuer la formation. Il faut donc prévoir le rétrécissement et le prévenir.

Ce qui paraît prouvé, c'est que la réunion immédiate en retarde l'apparition ordinairement si rapide. Noguès avait signalé le fait, et, comme on peut le voir dans nos tableaux, nous avons un certain nombre de cas où la guérison s'est maintenue assez longtemps après l'opération.

Cela est dû aux conditions d'asepsie et de formation de la cicatrice autrement avantageuses que dans la réunion secondaire. Il restera le plus souvent une traînée cicatricielle fibreuse, suite de la petite fistulette, mais elle n'est nullement comparable à la masse inodulaire de la réunion secondaire. Les récidives seront à craindre mais plus rares et plus tardives qu'avec celle-ci.

Après la simple urétrotomie externe, elles sont au contraire fréquentes. C'est ainsi que sur 43 rétrécissements traumatiques ayant nécessité des interventions diverses, 8 étaient manifestement des récidives après urétrotomie externe d'urgence pour ruptures urétrales. Cette proportion est évidemment très forte, et il est à espérer que la suture immédiate bien comprise la diminuera beaucoup, mais les récidives rapides que nous

avons cités plus haut établissent nettement qu'on ne doit arriver à ce résultat que par la dilatation régulière du nouveau
canal, faite dans les mêmes conditions que dans les interventions pour rétrécissements déjà formés.

Le massage régulier de l'urètre par les bougies dilatatrices
facilitant la disparition de tous les exsudats sanguins, infil-
trant les muscles et le bulbe et maintenant son calibre normal
est donc doublement indiqué.

C'est d'ailleurs la conduite que nous savons journalière
dans les cliniques de Montpellier ; c'est celle que recomman-
dent M. Forgue dans le *Traité de chirurgie*, Audry dans
ses diverses publications, Delaunay dans sa thèse.

Dans les rétrécissements, les résultats définitifs de la suture sont ceux de l'intervention qu'elle a terminé.

Il est admis et prouvé actuellement que l'urétrectomie donne
des résultats supérieurs à ceux de l'urétrotomie, et elle les
doit en grande partie à la réunion immédiate, à la suture.

Mais dans les cas les plus favorables peut-on prononcer le
mot de cure radicale ? Nous ne le croyons pas.

Quel que soit l'optimisme de ses défenseurs, il nous semble
difficile qu'après l'urétrectomie, le processus d'envahissement
fibreux « la fibromatose » périnéale disparaisse .Les objec-
tions que nous faisions plus haut, ont ici plus de valeur. N'y
a-t-il pas le plus souvent dans la ligne d'incision une trainée
cicatricielle, reste des trajets fistuleux ? Ne vont-ils pas devenir un centre d'appel pour de nouvelles formations fibreuses.
Comme dans les cas de ruptures traumatiques les récidives
sont à prévoir mais à longue échéance. C'est par le
hasard et le temps que nous apprendrons à les connaître, plutôt que par la recherche si pénible et souvent si infructueuse
des malades opérés.

C'est ainsi que tout récemment Noguès a été amené à re-
voir un ancien opéré de Necker.Il s'agit d'un enfant de douze

ans qui eut une rupture de l'urètre périnéal, traité par l'urétrotomie externe d'urgence, puis par trois urétrotomies internes échelonnées de janvier 1888 à août 1891.

Son histoire racontée dans l'observation 104 de Noguès
nous apprend qu'à cette date on fit une résection urétrale et
que la restauration du canal fut demandée aux parties juxta-
urétrale.

La réunion *per primam* fut parfaite. Il y eut sans doute
un peu d'infection vésicale, mais rien du côté de la plaie.

La dilatation régulière tous les huit jours maintint le
calibre urétral au 38 Béniqué, puis au n° 44 en 1897. A cette
date le malade est perdu de vue et ne revient qu'en 1898 en
pleine récidive, admettant à peine le n° 12, souffrant beaucoup, mais ayant encore un périnée souple.

Aussi se demanda-t-on comment Gouraud a pu écrire que
« la dilatation ne sera pas nécessaire après la suture si celle-
ci est faite sans complication? »

S'il est des cas ou après urétrectomie et suture on a vu le
malade ne pas se sonder et conserver un canal régulier et
bien satisfaisant (Heurtaux, Joüon, Heusner, Robson, etc.),
il faut se rappeler que ce ne sont pas des faits isolés et qu'on
peut en citer nombre d'autres après simple urétrotomie externe.

Qui pourrait conseiller, après cette opération, de négliger
la dilatation qu'elle ne fait en quelque sorte que préparer?

Nous sommes donc loin d'être de l'avis de Gouraud, et bien
que l'urètre soit revenu, grâce à une cicatrisation aseptique
et à la suppression par la résection partielle d'une lésion
unique et bien localisée à un état «quasi-normal», nous
croyons que seule la dilatation peut maintenir ce résultat.
Nous n'avons d'ailleurs rencontré qu'un seul auteur qui récemment la déconseille, c'est Ljunggren qui ne sonda pas
ses malades et cite deux observations seulement pour étayer

son opinion. Tous les classiques sont au contraire partisans de la dilatation, et la commencent dès l'ablation de la sonde à demeure.

A notre avis, résection totale, suture et dilatation, forment un trinôme inséparable. Supprimer le dernier facteur est s'exposer bénévolement à des récidives probables. C'est avec eux seulement qu'on pourra parler de « cure radicale des rétrécissements. »

OBSERVATIONS

Observation I

(Inédite. — Recueillie dans le service du professeur Tédenat)

Rupture traumatique de l'urètre. — Cystostomie sus-pubienne, sans incision périnéale. — Rétrécissement traumatique, première urétrotomie externe avec suture. — Deuxième urétrotomie externe. — Suture à un plan. — Guérison rapide.

J... Justin, dix-huit ans. Entré le 21 octobre 1898, service du professeur Tédenat, salle Bouisson n° 6. Rien à signaler dans les antécédents héréditaires ou personnels.

Histoire de la maladie. — Le 6 juin 1897 il est renversé par un tonneau d'arrosage dont une roue le prend en écharpe et lui passe obliquement sur le bassin.

Il perd connaissance. Revenu à lui quelques heures après l'accident, il constate une impotence absolue des membres inférieurs.

Il y eut une urétrorragie insignifiante ; pas de troubles de la défécation mais rétention d'urine absolue. Un médecin fit plusieurs tentatives de cahétérisme, et une ponction hypogastrique. Deux jours après l'accident un chirurgien consultant, sans rien tenter du côté du périnée, fait une cystostomie sus-pubienne et par l'orifice, place une sonde à demeure. Le malade raconte qu'on trouva dans la vessie au cours de l'opération de gros caillots de sang.

Le diagnostic porté fut celui de « fracture des branches ischio-pubiennes ; rupture traumatique de l'urètre. »

Après l'intervention, le malade dut garder trois mois le lit, grâce à l'impotence complète des membres inférieurs. La paraplégie disparut peu à peu ; mais trois mois après, il pouvait à peine remuer ses jambes. A cette date, il se forma (trois mois et demi après l'accident) un abcès au niveau du pli génito-crural gauche. On l'ouvrit largement ; il s'en écoula du pus en abondance et par l'incision on prétendit atteindre un sequestre qu'on ne put extraire, et qu'on crut être un fragment des branches ischio-pubiennes. La collection purulente qui avait envahi la face interne de la cuisse gauche, se ferma rapidement un mois après son ouverture. Quelque temps après apparaissait dans le sillon génito-crural droit un nouvel abcès aussi volumineux que le premier.

Incisé il donna issu à du pus à odeur franchement urineuse, puis à de l'urine, et le malade explique très bien que l'eau des lavages vésicaux ressortait par la fistule ainsi formée. Il prétend qu'après l'ouverture de cette seconde collection, il put pisser très facilement pendant quelques jours par la verge. Mais il eut à plusieurs reprises de violents frissons auxquels il attribue la suppression rapide et presque complète des mictions. La guérison de la fistule se fit assez rapidement et était complète cinq mois après l'accident.

C'est à cette date seulement qu'il a pu se lever et commencer à marcher péniblement d'abord, très facilement ensuite. Mais l'urine s'échappant en majeure partie par la sonde hypogastrique, il se décide à rentrer à l'hôpital, où il arrive quatorze mois après l'accident.

Etat actuel le 22 octobre 1898. — Malade de constitution moyenne avec état général bon.

Il existe à l'hypogastre une fistule qui a la forme d'un infundibulum à bords cutanés formés de plis radiés et dont le fond est occupé par un orifice par où pénètre une sonde molle qui conduit directement dans la vessie.

La sonde est munie d'un petit taquet en bois, grâce auquel le malade règle lui-même ses mictions. Le périnée est sans induration appréciable. Dans chaque pli génito-crural, il existe une cicatrice déprimée et irrégulière, reste des incisions faites il y a quelques mois.

Verge et scrotum normaux. Phimosis assez marqué.

Le malade dit pisser à peu près complètement par le méat suspubien ; toutefois il peut, en se tiraillant la verge, arriver à pisser quelques gouttes, qui s'écoulent en bavant et quelquefois en jet irrégulier.

L'urètre, exploré, révèle la présence d'un rétrécissement très serré, infranchissable, siégeant en avant de la portion membraneuse. On diagnostique un rétrécissement traumatique. Voulant confirmer le diagnostic du début, M. de Rouville explore soigneusement la symphyse et les branches ischio-pubiennes.

Elles sont trouvées normales, sans irrégularité, sans cal. On pense alors qu'il s'agit non pas de fracture, mais d'une entorse pelvienne, d'un disloquement de la symphyse, ayant entraîné l'aponévrose péri-néale moyenne, qui aurait guillotiné en quelque sorte l'urètre.

Toute tentative de cathétérisme étant impossible, on propose au malade l'urétrotomie externe, qu'il accepte avec empressement.

Opération le 22 octobre 1898, par M. de Rouville, remplaçant le professeur Tédenat.

Anesthésie au mélange éther et chloroforme.

Après diverses tentatives infructueuses pour introduire une sonde ou un cathéter cannelé dans la vessie, on fait l'urétrotomie externe sans conducteur.

Incision sur la ligne médiane allant de la racine des bourses à l'anus ; rapidement et méthodiquement faite, elle conduit sur le bout supérieur de l'urètre qu'on reconnaît grâce au bec du cathéter arrêté au niveau du rétrécissement. On incise le canal, dont les parois sont repérées par des pinces à demeure. Au-dessous, et occupant une hauteur de un centimètre environ, se trouve le rétrécissement, qui donne au doigt une sensation dure, fibreuse. Il est incisé sur la ligne médiane et on trouve, à son centre, l'urètre très rétréci et de direction irrégulière. Immédiatement en arrière on tombe sur le bout postérieur béant en quelque sorte. Une sonde à bout coupé est rapidement intro-duite dans la vessie et donne issue à de l'urine légèrement trouble. Ramenée ensuite d'arrière en avant à travers l'urètre antérieur, la sonde est fixée au gland par un point de suture. On s'assure de son bon fonctionnement et, après nettoyage et hémostase de la plaie, M. de Rouville procède à la reconstitution du canal. Avec un fil de soie moyen, il rassemble autour de la sonde les parties molles péri-uré-trales par un surjet d'une longueur de 6 à 8 centimètres. Puis il réunit les parties molles et les plans superficiels en un seul étage de sutures au fil métallique, dont quelques-unes solidarisent les parties molles juxta-urétrales avec le plan musc ulo-cutané. Pas de drai-nage.

La plaie périnéale ainsi refermée, est soigneusement pansée à la gaze iodoformée ; bandage en T. On enlève la sonde hypogastrique et on prescrit du lait et 0,10 centigrammes d'extrait gommeux d'opium.

Au cours de l'intervention on a pu explorer directement les bran-ches ischio-pubiennes et la symphyse. On les a reconnues normales, sans irrégularité aucune.

23. — La température, qui était hier au soir à 37°, est ce matin à 38°. La nuit a été calme. Premier pansement. La plaie a très bon aspect. Aucune trace d'infiltration. La sonde fonctionne très bien.

Dans la soirée du dimanche, on nous prévient que la sonde est bouchée. Nous essayons par des lavages et l'introduction répétée d'une fine bougie en baleine, de la désobstruer. Toute tentative est inutile. Nous replaçons alors par le méat sus-pubien une sonde de Malécot qui donne issue à pas mal d'urine et soulage beaucoup le malade. On fait un lavage vésical. La température est de 38°,5.

24. — M. de Rouville essaye de rétablir le fonctionnement de la sonde avec une bougie filiforme en baleine.

La sonde s'est coudée dans l'urètre.

A l'aide d'une pression forte on peut, avec une seringue, faire arriver dans la vessie de l'eau boriquée qui ressort par la fistule. Quand on pince la sonde sus-pubienne, l'eau du lavage s'accumule et le malade, par de violents efforts, arrive à l'expulser mi-partie par la sonde, mi-partie entre celle-ci et l'urètre. La sonde à demeure devenue inutile par ce contre-temps, est laissée dans l'urètre qu'elle modèlera; l'écoulement de l'urine se fera par le méat hypogastrique.

Plaie souple et sans tension. — T. 37°4.

25. — Pansement. La sonde ne fonctionne toujours pas, reste coudée. Quelques gouttes d'urine ont passé à la partie supérieure de la plaie. On les exprime sans toucher au reste de la suture qui est en très bon état. La température est, ce matin, à 37°9. On donnera un purgatif salin.

26. — Hier soir, 38°3. Le purgatif a amené une évacuation abondante. Pansement. La partie supérieure de la plaie est décollée. On enlève un fil et on met une petite mèche de gaze. Le plan superficiel de suture est en très bon état, sauf à la partie supérieure. Tous les jours, lavage vésical par la sonde hypogastrique.

28. — Depuis qu'on a donné une issue aux liquides qui s'accumulaient à la partie supérieure de la plaie, la température est redevenue normale. Hier au soir, 37°2, ce matin 36°6. Le décollement de l'angle supérieur ne diminue pas, va s'accentuant. Il y a tendance à la séparation des deux plans de la suture.

29. — Les fils superficiels qui ont très bien tenus, sauf en haut, sont enlevés. On remplace aussi la sonde à demeure assez facilement. Elle est trouvée coudée, comme on l'avait vu les premiers

jours et presque obstruée dans toute son étendue par des dépôts phosphatiques, très abondants aussi sur ses parois externes.

Le 2 novembre. — La plaie est toujours dans le même état. Il y a eu réunion *per primam* dans presque toute l'étendue, sauf en haut, où s'est fait une fistulette qui, tous les matins, laisse passer du pus et de l'urine. Le décollement s'étend surtout du côté du scrotum. La sonde à demeure fonctionnant mal est supprimée. Pour que l'urine ne passe pas par le périnée, on laisse la fistule hypogastrique assurer son écoulement. Etat général très satisfaisant. Hier soir, 37°2. Ce matin 36°5.

Le 4. — Première tentative de dilatation. On arrive assez aisément dans la vessie, avec le Béniqué n°ˢ 36 et 38. Elle se fait sans souffrances. Etat de la plaie, le même. Périnée souple, mais ouvert à sa partie supérieure.

Le 5. — La soirée d'hier a été mauvaise. Le malade a frissonné, a été très agité. La température s'est brusquement élevée à 39°5. Pensant que la sonde hypogastrique ne fonctionne plus, nous la changeons immédiatement.

Ce matin, la température reste à 39°7. On examine le périnée, qui n'est ni tendu, ni douloureux. Très peu de rougeur autour de la fistule, qui laisse toujours passer un peu de pus et d'urine. Leur écoulement étant assuré, on n'élargit pas l'orifice. On pense plutôt à un peu d'infection ascendante. On fait un large pansement humide du périnée, et on donne au malade :

$$\left. \begin{array}{l} \text{Bromhydrate de quinine} \\ \text{Antipyrine} \end{array} \right\} \text{â à 1 gr. en 6 C.}$$

Le 6. — Ce matin, 37°5. Périnée toujours souple ; pas douloureux. Lavages vésicaux abondants au sublimé au 1/20 0/0.

Le 7. — Hier au soir, 39°6. Ce matin, 37°2. Les environs de la fistule sont empâtés, mais l'écoulement d'urine et de pus n'est pas arrêté. Cette tendance à l'infiltration et la crainte de l'infection vésicale font remettre en place une sonde à demeure.

Le 8. — La sonde a amené une baisse évidente de la tempérérature Hier au soir, 38°. Ce matin 37°3. La plaie n'a pas cependant changé d'aspect et l'empâtement s'accentue du côté de la racine de la verge.

Le 10. — Hier soir, nouvel accès urineux, 39°. La verge est volumineuse, œdématiée, le prépuce largement infiltré de sérosité, la coiffe d'un gros bourrelet œdémateux. A la racine des bourses, il y a de l'empât:ment, de la douleur très vive. Avec une pince, M. de Rouville élargit l'orifice fistuleux ; il en ramène un long fil de soie qui est celui qui a servi au surjet de la suture péri-urétrale. Issue d'un peu de pus. Pansement humide périnéal.

Le 11. — On sent à la racine de la verge et à droite une fluctuation profonde. M. de Rouville fait sur ce foyer une incision profonde qui donne issue à un verre à Bordeaux de pus épais et verdâtre, à odeur faiblement urineuse. Le malade est considérablement soulagé. Enveloppement humide de la verge et pansement périnéal.

Pendant qu'on lavait la vessie, on s'est aperçu qu'il existait une toute petite fistulette à la partie postérieure de la ligne d'incision. Normalement, elle ne laisse pas suinter d'urine.

Le 14. — Nous sommes dans le troisième jour d'apyrexie. Le malade ne souffre plus, et l'abcès de la verge est tari.

Le 15. — Nouvelle et seconde tentative de dilatation. On n'arrive pas dans la vessie. La sonde à demeure a été enlevée les jours qui précèdent. L'urine continue quand même à s'écouler pas la fistule hypogastrique et au moment de la miction partie par l'orifice fistuleux supérieur du périnée.

Le 20. — Depuis 4 jours, la température du malade subit une élévation continue. Hier soir: 38°,7 ; ce matin: 38°2.

Localement le périnée reste souple l'urine passant toujours par le méat hypogastrique et la grosse fistule périnéale. L'état général se modifie en mal ; il y a de l'anorexie, de la paleur, de petits frissons plusieurs fois dans la soirée. La quinine qu'on redonne depuis le 16 ne produit rien. Tous les jours les lavages vésicaux les plus minutieux ont été fait sans résultat. Le malade fait sans aucun doute de l'infection qui tend à se généraliser.

Localement les pansements sont continués.

Le 23. — Hier soir 39°9. Ce matin, 39°. M. le professeur Tédenat qui a repris le service depuis deux ou trois jours fait séance tenante l'urétrotomie externe sans conducteur. Incision de la racine des bourses à l'anus, sur le trajet de la cicatrice de la dernière intervention. Les lèvres en ont bon aspect et il n'y a presque pas de signes inflammatoires péri-urétraux. L'urètre est facilement trouvé et incisé sur une longueur de 6 à 8 centimètres : par le bout postérieur sonde de Malécot. On procède ensuite à la reconstitution de l'urètre et du périnée par la suture à un seul plan. Cinq points au fil métallique

8

embrassent les téguments et les plans profonds et les tissus péri-urétraux. A l'angle postérieur de la plaie on place un petit drain. Pansement périnéal humide. On enlève la sonde hypogastrique.

Le 24. — Hier soir, 38°2 ; ce matin, 36°4. La sonde fonctionne très
bien. Lavage vésical par la sonde à demeure. Rien ne passe par le
périnée.

Le 25. — Hier soir, 37°0 ; le matin, 37°1. Le malade est beaucoup
mieux qu'avant l'opération ; il demande à s'alimenter, et n'a plus eu
de douleur au périnée et les petits frissons des jours précédents. Les
urines sont claires.

Le 28. — M. le professeur Tédenat enlève et la sonde à demeure
et le drain périnéal. Depuis l'intervention, la température n'a pas
atteint 37°5. L'état général se relève très vite.

Le 1er décembre. — On enlève les fils. La réunion est parfaite, sauf
à la place du drain où il reste un petit point qui se cicatrise sans
sans donner ni urine ni pus. Dès aujourd'hui, première séance de dilatation aux bougies américaines. On commence au n° 48, et on arrive
sans peine au n° 56.

Le 4. — Seconde séance de dilatation. L'urètre est large, souple et
régulier admettant comme l'autre jour le n° 56. L'état général est
redevenu bon. Miction toutes les quatre ou cinq heures. On se propose de guérir la fistule hypogastrique, qui s'est organisée, et dont
l'occlusion spontanée est problématique. Une autoplastie sera nécessaire pour la fermer. L'opération eut lieu le 23 avril. « Le revêtement
cutanée de la fistule a été régulièrement incisé et trois points de
suture comprenant toute l'épaisseur du trajet ont été appliqués. Le
malade a été sondé quatre fois par jour pendant cinq jours. Guérison
parfaite sans incidents. » (Tédenat).

Voilà une observation des plus intéressantes. Il s'est produit probablement une entorse pelvienne dont le résultat a été la section de
l'urètre par l'aponévrose périnéale moyenne, et probablement aussi
des phénomènes de commotion médullaire qui expliquent l'impotence
des membres inférieurs dont la durée n'a pas été moindre de trois
mois. Mais le traitement d'urgence de pareilles lésions prête aussi
à discussions. Il faut être très réservé pour apprécier la conduite du
chirurgien alors appelé, mais il nous semble qu'en pareille circonstance,
nous aurions agit tout autrement. Nous aurions fait d'emblée l'incision périnéale, évité au malade une fistule hypogastrique, deux abcès

urineux qui auraient pu singulièrement aggraver la reconstitution de l'urètre.

A la taille hypogastrique, il eût fallu pour être complet joindre le cathétérisme rétrograde ; mais, nous le répétons, nous ne pouvons juger les conditions de l'intervention que par les dires du malade, et peut-être au début admit-on comme possible le diagnostic de fracture de la colonne vertébrale.

La première urétrotomie, eût assurément suffi si on avait eu recours à la suture en un plan. Les accidents sont dus à coup sûr à un défaut d'asepsie des fils, qui non résorvable s'infectèrent secondairement.

Enfin notons encore les résultats providentiels de l'incision péri- néale faite par M. Tédenat ; oscillant entre 39°9 et 39°, la température en vingt-quatre heures tombait à 37°7. L'urétrotomie externe en pareil cas parut indiquer par la persistance des accidents fébriles, en l'ab- sence même de signes de phlegmon. C'est un point qu'on ne saurait trop préciser et sur lequel insiste longuement M. Tédenat dans une clinique publiée depuis (Tédenat, *Leçons de clinique chirurgicale*, p. 466-467).

Observation II

(Observation I du Mémoire de Villard)

B. H., quarante-trois ans, entre au 33, service de M. le professeur Tédenat, pour un rétrécissement traumatique datant de deux mois et déjà constitué quinze jours après l'accident. — État général bon.

Mictions fréquentes et prolongées, sans douleurs. Reins et vessie intacts. Urines claires. Périnée souple, rétrécissement infranchissa- ble de la région périnéale, formant un noyau dur accessible à la pal- pation. Opération le 5 septembre.

OPÉRATION. — Position de la taille, compresses sèches aseptiques tout autour du champ opératoire. Anesthésie à l'éther.

Avec beaucoup de peine et après de nombreuses tentatives, on réussit à passer une bougie conductrice sur laquelle on visse un cathéter métallique qui est arrêté au niveau du rétrécissement. Un aide tient ce cathéter fixé sur la ligne médiane.

Incision du périnée sur la ligne médiane ; section longitudinale du rétrécissement, permettant de passer le conducteur ; résection de chaque côté des parties indurées ; conservation d'une portion de la paroi supérieure qui est saine. Sonde à demeure.

Suture du périnée par trois fils métalliques s'enfonçant à 1 ou 2^{mm} en dedans du bord de l'incision cutanée, traversant toute l'épaisseur du périnée en rasant la sonde, et ressortant en un point symétrique du point d'entrée. Pas de drain.

Lavage de la vessie avec une solution de sublimé au 20,000^{me}. Pansement humide.

Suites. — Le 6 septembre, le malade va très bien : il ne souffre pas ; sa sonde fonctionne bien. Pas d'infiltration d'urine ni de suintement. On fait deux fois par jour des lavages de la vessie avec une solution tiède de nitrate d'argent au 1,500^{me}.

Du 7 au 11 septembre, le malade se maintient dans un état excellent. On continue les lavages au nitrate d'argent ; il prend toujours 2 gr. de salol.

Le 12 septembre, au bout de sept jours, on enlève la sonde à demeure ; pendant qu'on retire la sonde, on a soin de pousser une injection au nitrate d'argent de façon à nettoyer la vessie et le canal. La température a oscillé tous ces jours-ci de 36°5 à 37°2.

Le 15 septembre, on enlève les fils. Réunion parfaite.

Le malade pisse très bien, sans douleur ; mictions non fréquentes. On passe un Béniqué n° 52 facilement, sans ressaut.

Le 23 septembre, il quitte l'hôpital, complètement guéri ; le jet est gros et projeté très loin.

M. Tédenat a revu ce malade quatre mois environ après sa sortie. Il a pu introduire, sans éprouver aucune sensation de ressaut, une bougie à boule n° 26 (filière Charrière); le malade urinait large toutes les cinq ou six heures.

Cette observation offre un grand intérêt à cause de la rapidité de la production du rétrécissement (une quinzaine de jours), et à cause de l'insuccès de la dilatation, qui détermina un violent accès de fièvre urineuse, et n'empêcha pas le calibre de l'urètre de diminuer progressivement. Le malade a été opéré quarante-sept jours après l'accident et se trouvait dans d'excellentes conditions ; l'opération a été simple, la guérison rapide (10 jours) ; elle persistait encore au bout de quatre mois.

Observation III

(Observation II du Mémoire de VILLARD)

P... Justin, cinquante-neuf ans.

Rétrécissement traumatique datant de vingt ans, compliqué de blennorragie; Insuccès de la dilatation; infection vésicale huit ans auparavant par cathétérisme. Depuis, miction goutte à goutte, quelques accès de fièvre urineuse.

Malade d'aspect cachectique ; dyspepsie des urinaires ; pissant accroupi, très souvent, douleurs lombaires. Urines troubles et légèrement albumineuses à réaction alcaline, induration périnéale très manifeste, rétrécissement de la région périnéo-scrotale, ne permettant le passage qu'aux fines bougies.

Soins pré-opératoires très rigoureux.

OPÉRATION. — Le 14 septembre 1893. Urétrectomie. Anesthésie par le chloroforme: Asepsie parfaite de la région. Position de la taille.

Après lavage de l'urètre, on réussit à passer une bougie conductrice sur laquelle on introduit un conducteur de Maisonneuve. Incision sur la ligne médiane du périnée, d'une longueur de 6 cm. environ. On arrive rapidement jusqu'au rétrécissement qu'on incise largement. Avec de bons ciseaux courbes, on excise de chaque côté les masses calleuses qui le constituent. Dans cette manœuvre on tombe sur un diverticule de l'urètre situé à gauche et en arrière, qui contient dix petits calculs de la grosseur d'une lentille ; on excise ce diverticule tout entier. En se guidant sur le conducteur on place une sonde à demeure. Presque pas d'hémorragie. On fait la suture du périnée par huit points au fil métallique. L'aiguille s'enfonce tout à fait au-dehors de la bordure cutanée, traverse les plans profonds et ressort en un point symétrique. Les deux points supérieurs sont mal placés : ce qui tient à ce que le malade. à moitié éveillé, s'agite beaucoup ; ils sont mis à 2 mm. en dehors de la bordure de la peau. Nous verrons plus loin les inconvénients qu'ils ont occasionnés.

Lavage de la vessie. Pansement humide. Dans la soirée, le malade paraît très fatigué : il est très pâle, le pouls est petit, mou, dépressible. On lui donne, en injections sous-cutanées, 0 gr. 50 de caféine ; thé au rhum chaud.

Suites, — 15 septembre. Amélioration notable ; depuis hier, pâleur moins prononcéé ; pas de douleur ; pas d'infiltration d'urine. On continue le benzo-naphtol, l'acide borique, le thé au rhum ; on fait le matin et le soir une injection vésicale avec du nitrate d'argent à 1ǀ1500.

Le 26 septembre. — Fièvre assez intense dans la matinée (39°); pouls rapide ; langue très sale. On prescrit de suite un purgatif et on donne en outre 0 gr. 80 de sulfate de quinine. Le soir la température est de 38°6.

Les 17-18 septembre. — La température est redevenue normale ; pas d'infiltration d'urine. On continue le même traitement interne, et on fait toujours le matin et le soir des lavages de la vessie avec la solution de nitrate d'argent au 1500°.

Le 19 septembre, on enlève la sonde à demeure ; en même temps qu'on fait une injection de façon à nettoyer la vessie et le canal.

Le 20 septembre, légère douleur en urinant; pas d'infiltration par le périnée ; les urines sont beaucoup plus claires qu'avant l'opération.

Le 22 septembre, on enlève les points de suture ; la suture paraît très bien tenir par les parties profondes ; les parties superficielles sont un peu désunies. Les deux points supérieurs sont difficiles à enlever ; l'anse du point supérieur est restée dans la plaie. Cette anse, dont on n'a reconnu la présence que le 24, empêche le cathétérisme.

Le soir, le malade se plaint d'uriner en partie par le périnée ; il a de la fièvre (39°).

Le 23 septembre. — Lavage de l'urètre. Le 24, en tentant le cathétérisme, on sent dans l'urètre un corps étranger : c'est l'anse du fil supérieur qu'on enlève avec peine et en produisant une légère rupture de la partie supérieure de la cicatrice.

Le 25. — Nouveau lavage de l'urètre et de la vessie ; l'urine sort en partie par le périnée : la perte de substance est cependant très petite, 8 mm. environ. On en touche les bords avec le crayon de nitrate d'argent.

Le 26 et le 28. — Lavages urétraux et vésicaux ; on passe des bougies Béniqué ; on arrive facilement au n° 54.

Le 30. — Le malade remarque qu'il pisse beaucoup plus par le méat; la fistule périnéale se rétrécit.

A partir de cette époque ou passe des Béniqué tous les deux ou trois jours ; lavages urétraux et vésicaux.

Le 8 octobre. — La fistule urétrale est complètement fermée ; on passe facilement le Béniqué 54.

Le 12 octobre.— Le malade veut quitter l'hôpital ; il pisse à gros jet; mais ses urines sont encore un peu troubles, beaucoup moins cependant que lors de son entrée ; le périnée est devenu souple, la cicatrisation de la plaie périnéale est parfaite ; l'état général laisse encore à désirer.

On conseille au malade des cathétérismes fréquents avec une bougie en gomme.

Cette observation est complexe. Nous nous trouvons en présence d'un malade présentant depuis vingt ans un rétrécissement traumatique rebelle à la dilatation, avec des urines septiques et un état général des plus défectueux. De plus, les portions rétrécies offraient une grande longueur et étaient très serrées. Il y avait en outre un diverticule de l'urètre contenant dix petits calculs.

L'urétrectomie partielle était seule indiquée. La suture périnéale n'a pas réussi en totalité : ce qui tient à la mauvaise façon dont on plaça les deux fils supérieurs, et probablement aussi au peu de résistance et de vigueur de l'opéré.

Mais, malgré cet accident, la guérison a été parfaite ; *elle a été obtenue en 24 jours* et le calibre du nouveau canal a permis l'introduction facile d'un Béniqué n° 54.

Observation IV

(Observation IV du Mémoire de Villard)

Rupture traumatique de l'urètre par coup de pied sur le périnée. — Production rapide d'un rétrécissement. — Tentatives inutiles et dangereuses de dilatation. — 2 abcès urineux.

Ernest M..., trente et un ans. Santé générale bonne. Deux fistules périnéales traversant une masse dure occupant le périnée antérieur. Miction lente et douloureuse. — Reins intacts. — Cathétérisme impossible.

OPÉRATION. — L'opération est pratiquée le 27 juillet avec les précautions antiseptiques ordinaires. Cathéter introduit jusqu'au rétrécissement. Incision médiane allant d'un coup jusqu'au cathéter. Anse de fil sur chaque lèvre de l'incision de l'urètre. L'ouverture de la portion rétrécie est assez rapidement trouvée ; un fin stylet y est introduit, sur lequel est faite l'incision du rétrécissement long d'un centimètre environ et d'une dureté ligneuse ; la masse indurée occupe la partie inférieure et gauche de la coarction ; elle est creusée d'une cavité du volume d'une noisette, contenant quelques grains calcaires ; ses parois ont un centimètre d'épaisseur environ ; les trajets fistuleux s'y ouvrent en ligne droite et sont très courts.

Après introduction dans la vessie d'une sonde en gomme n° 20, percée aux deux bouts, le callus est excisé par tranches successives du centre à la périphérie ; le bistouri crie sur des grains calcaires quand les trajets fistuleux sont coupés. Suintement hémorragique médiocre, sauf quand le bistouri atteint les limites externes de la masse indurée. Il est alors assez abondant ; mais une compression de quelques instants avec des tampons imbibés d'eau très chaude le suspend.

M. Tédenat applique alors quatre points de suture au fil d'argent qui pénètrent à un millimètre en dedans de la bordure cutanée, plongent perpendiculairement aux plans périnéaux et prennent les tissus souples juxta-urétraux. La réunion est parfaite.

Suite. — La sonde est laissée jusqu'au cinq août. Elle fonctionne bien ; l'urine est claire. La température a oscillé entre 37°3 et 37°9. Le malade ne souffre pas ; aucune réaction inflammatoire dans le foyer traumatique recouvert de compresses antiseptiques, humides, fréquemment renouvelées.

6 août. — Miction large, lente, un peu hésitante, accompagnée d'une légère cuisson.

10 août. — Même situation, avec amélioration de la miction. Les fils sont enlevés. Le point postérieur a mal pris ; dans la soirée, le malade se plaint d'avoir perdu par là quelques gouttes d'urine. Dans une miction qui a eu lieu vers cinq heures du soir, M. Tédenat voit sourdre quelques gouttes par une fistule presque invisible, qui correspond au point postérieur.

11 août. — Le malade est bien, urine largement. Certaines mictions se font entièrement par les voies naturelles ; dans d'autres, léger suintement insignifiant par la fistule.

13 août. — Passage des Béniqué 24, 26, 28 (filière de Charrière). La fistule est fermée.

16 août. — Le malade quitte Montpellier complètement guéri.

M. Tédenat a revu Ernest M... en mai 1893, c'est-à-dire 22 mois environ après son opération. La miction ne laisse rien à désirer. La bougie à boule nᵘ 24, de Charrière, passe librement avec un très léger ressaut ou retour seulement.

La suture en un plan a donné ici un excellent résultat, malgré la présence d'une poche purulente. — Tout s'est réuni très vite, malgré une petite fistule qui dure quatre jours et la guérison s'était maintenue vingt-deux mois apres. — Les suites opératoires ont été *exactement de dix-sept jours.*

Observation V

(Observation VII du Mémoire de Villard)

Rétrécissement blennorragique datant d'une vingtaine d'années. Depuis un an miction goutte à goutte, fréquentes, douloureuses. — Incontinence par regorgement. — Accès de rétention, puis abcès urineux, avec accès de fièvre.

S... (Jean), quarante-deux ans. Depuis un an est en cachexie urineuse avec amaigrissement rapide, anorexie, paleur, asthénie généralisée. Urine très sale et alcaline, s'écoulant par une fistule. Reins indemnes.

Long rétrécissement débutant dans la portion pénienne, brides multiples et saignantes.

Opération. — Le 30 juin 1893. Anesthésie à l'éther. Soins antiseptiques d'usage. Incision de 5 à 6 cm. sur la ligne médiane du périnée. Pas de conducteur. On réséque 4 cm. d'urètre comprenant la gangue. scléreuse induré, les bords de la fistule, etc. Le bout postérieur de l'urètre est facilement trouvé et enfilé. En avant, le bistouri boutonné, introduit dans l'urètre de bas en haut, puis du gland vers la profondeur, incise les portions rétrécies péniennes et permet l'introduction d'une sonde à demeure n° 16. Cela fait, on pratique la suture complète des tissus incisés par trois fils d'argent forts qui réunissent les parties profondes, puis par cinq ou six points superficiels au fil d'argent. On ferme de la sorte très solidement le périnée. Les fils profonds sont placés immédiatement en dedans de la bordure cutanée.

Lavage abondant de l'urètre et de la vessie. Compresses humides antiseptiques sur le périnée. Injection dans la vessie, matin et soir, d'une solution de nitrate au 1500ᵉ.

Suites. — 1ᵉʳ juillet. Apyrexie ; pas de douleur ; la sonde fonctionne bien, et il ne passe pas une goutte d'urine par le périnée.

2 juillet. Le malade va toujours très bien. Les jours suivants, l'état reste toujours excellent ; le malade est apyrétique, et il n'a pas d'infiltration d'urine ; on lui fait matin et soir un lavage de la vessie.

12 juillet. On enlève les fils ; réunion parfaite ; on laisse encore la sonde à demeure.

15 juillet. On remplace la sonde qui se trouve dans l'urètre depuis l'opération par une nouvelle sonde n° 20, qu'on a beaucoup de peine à introduire.

19 juillet. On enlève la sonde définitivement.

21 juillet. Le malade veut sortir : il pisse très bien sans douleur ; les mictions ne sont pas fréquentes ; le périnée est souple avec une cicatrice parfaite.

Cette observation est très intéressante. En moins de vingt jours la réunion était parfaite avec un urètre très satisfaisant.

Notons ici qu'entre les fils profonds, M. le professeur Tédénat place quelques fils superficiels. Il est facile d'en comprendre l'utilité dans le cas présent où on ne mit que trois points profonds.

Observation VI

(Observation IX du Mémoire de VILLARD)

Rétrécissements multiples serrés, mais franchissables de l'urètre, consécutifs à une blennorragie ancienne contractée à l'âge de onze ans et à l'action de corps étrangers. — Abcès urineux trois mois avant l'entrée du malade à l'hôpital.

A. J... Paul, vingt-cinq ans.

Malade presque cachectique, miction en position accroupie durant un quart d'heure, incontinence nocturne par regorgement, douleurs dans les régions lombaires, urines franchement purulentes.

Une bougie très fine pénètre dans la vessie après avoir franchi de nombreux et irréguliers rétrécissements. Fistule périnéale avec callosités scrotales et périnéales englobant une bonne portion de l'urètre.

OPÉRATION. — Le 15 novembre, anesthésie à l'éther très difficile. Lavage de la région génitale et anale qui est ensuite rasée. Lavage soigneux du canal. Position de la taille.

On passe tout d'abord une bougie conductrice sur laquelle on visse un urétrotome de Trélat. On fait une section profonde. Irrigation du canal déterminant un œdème du prépuce et du fourreau de la verge.

Introduction d'une sonde à demeure à bout coupé n° 16 (filière Charrière).

Incision périnéale médiane de 5 à 6 centimètres. On arrive rapidement sur l'urètre, à travers lequel on sent la sonde ; on le sectionne
sur une longueur de 3 centimètres environ. Les parois sont épaisses
et indurées. Par cette boutonnière urétrale, on introduit un bistouri
boutonné, long et mince, et on coupe profondément en avant et en
arrière ; en avant on arrive jusqu'au gland ; en arrière jusqu'à la vessie. On fait de la sorte une seconde urétrotomie interne très profonde.
Avec des pinces et le bistouri, on résèque le callus scrotal et périnéal ;
on enlève par tranches le tissu cicatriciel péri-urétral, en insistant
surtout sur le côté droit ; ce tissu crie sous le couteau. Ensuite avec
des ciseaux courbes on achève cette résection et on enlève en même
temps un nodus postérieur qui est creusé à son centre d'un trajet fistuleux, reliquat de l'ancien abcès urineux. Quand on a enlevé tout
ce qui paraissait malade, on a créé une vaste cavité dans le périnée,
cavité dont le fond est occupé par la paroi supérieure de l'urètre, que
remplit la sonde préalablement passée. La moitié supérieure au moins
(c'est-à-dire le plafond du canal) a été conservée et paraît saine. La
résection a donc porté sur toutes les masses qui englobaient l'urètre
et qui lui était extérieures. Une partie seulement de la paroi urétrale
elle-même a disparu.

Après avoir lavé avec soin la plaie périnéale, qui donne un suintement sanguin insignifiant, on passe au 2° temps, la reconstitution du
canal. Avec une aiguille courbe on passe 4 fils métalliques un peu forts
commençant à droite (par conséquent du côté gauche du malade),
s'enfonçant à 2 millimètres environ en dedans de la peau, traversant
profondément le périnée, passant au-devant de la sonde en prenant la
partie extérieure de ce qui reste de la paroi urétrale, et suivant ensuite un trajet inverse pour ressortir en un point symétrique. En
somme, ces points au fil métallique font l'office à la fois de points urétraux et de points périnéaux profonds. On serre ces 4 fils qui affron-
tent très bien les parties profondes, mais laissent les parties superficielles un peu désunies. On place alors quatre points superficiels, trois
situés en avant des points profonds et un en arrière. De cette façon la
réunion de la plaie est parfaite.

Lavage de la vessie. Poudre d'iodoforme sur la plaie, qui est bar-
bouillée avec de la vaseline iodoformée. Compresses humides antiseptiques.

Quand le malade a été apporté dans son lit, on adapte à sa sonde à demeure un tube en caoutchouc, qui plonge dans un bocal contenant une solution phénosalylée et placé sous le lit.

Le soir il va très bien. Apyrexie; pas de douleurs. Lavage de la vessie au nitrate d'argent au 1500°.

Suites. — 16 novembre. — Il continue à aller très bien. Pas de fièvre ; pas d'infiltration d'urine ; pas de douleurs. Lavage matin et soir avec la solution de nitrate d'argent.

17 novembre. — Même état. On continue les lavages bi-quotidiens. Le soir, l'urine passe en partie entre la sonde et le méat, rien ne passe par le périnée.

18 et 20 novembre. — Le malade continue à aller très bien. Il ne souffre pas ; il n'a pas de fièvre. La sonde fonctionne très bien. Lavages bi-quotidiens.

21 novembre. — L'urine coule entre la sonde et les parois du canal. On essaie de faire un lavage par la sonde, mais le liquide ne passe pas.

On retire alors la sonde (au bout de 5 jours par conséquent). On fait un lavage de l'urètre et de la vessie avec une sonde en métal. La suture du périnée tient bien et ne laisse pas passer le liquide.

25 novembre. — On enlève les fils. Réunion parfaite. Lavage de la vessie au sublimé au 20000°.

28 novembre. — Le malade continue à aller très bien. Il n'a jamais eu de fièvre. Le jet d'urine est large, plein ; il est projeté loin et n'est pas douloureux.

3 décembre. — Le malade quitte l'hôpital. Le résultat opératoire est excellent. Le périnée est souple, la cicatrice linéaire. Il refuse tout cathétérisme, ce qui fait qu'on ne connaît pas le calibre exact du nouveau canal ; mais, le 25 novembre. date du dernier cathétérisme, il a admis une sonde en métal n° 20 (filière Charrière) et cela avec la plus grande facilité.

Cette observation est intéressante autant par l'histoire très curieuse du malade que par le traitement qui a été employé et dont on peut voir les bons résultats.

Après avoir assoupli le périnée et diminué le volume des nodules scléreux par l'application de compresses chaudes résolutives et les bains de siège, M. Tédenat a fait une urétrotomie interne, qui a permis l'introduction d'une bougie de gros calibre. Il a fait ensuite une urétrotomie externe qui a été facile, grâce à la présence de ce gros conducteur. L'urètre, mis à nu et sectionné, il a réséqué tout ce qui paraissait malade. Enfin il a complété son opération par une section avec un long bistouri boutonné de toutes les brides cicatricielles qui pouvaient encore persister en avant et en arrière de l'incision périnéale. On a donc combiné, dans le cas actuel, l'urétrotomie interne faite profondément avec un urétrotome de Trélat d'abord, avec un bistouri boutonné ensuite, et l'urétrectomie périnéale, ainsi que cela avait été fait chez le malade de l'observation VII.

La suture du périnée sur la sonde à demeure a permis d'obtenir une réunion par première intention, résultat que l'on osait à peine espérer à cause de l'état septique des urines et du déplorable état général du sujet, et une guérison rapide, qui ne peut manquer de se maintenir.

Observation VII

(Empruntée à FONTAN, in thèse DURANTON, obs. III)

Rétrécissement blennorragiques datant de seize ans, ayant nécessité une urétrotomie interne. Depuis deux ans garde le lit ; fièvre urineuse, fistules périnéales multiples. Miction par regorgement. Plusieurs rétrécissements. Les antérieurs seuls sont perméables.

M. B. 43 ans. Urétrotomie externe le 5 juin 1888.

Chloroformisation pratiquée par le Dr Thomas. Un Béniqué est placé dans le canal jusqu'à rétrécissement. Division des parties molles par une incision à raquette, dont la queue est en regard du Béniqué et la partie élargie entoure les fistules. Incision rapide jusqu'à la sonde dont le bec est mis à nu. Puis, excision d'un cône de tissus calleux, dont la base est formée par la peau et dont le sommet doit contenir une partie du canal. Du reste, il est impossible de voir le canal qui est sans doute remplacé par un cordon de tissus nodulaire. Mais, cette incision achevée, on rencontre la prostate, dont le bec est largement ouvert et donne accès dans une cavité assez vaste intra-prostatique.

A travers cette première cavité et en franchissant un orifice supérieur assez large, le doigt explorateur pénètre facilement dans la vessie. L'indicateur entier s'introduit dans le réservoir urinaire, dont il explore la muqueuse, douce au toucher, plissée par places, engluée de mucus et de pus épais, mais non incrustée de concrétions. — Larges injections boriquées.

Les callosités excisées et les fongosités grattées jusque dans la prostate, je me trouve avoir à peu près les résultats d'une opération de taille, avec cette différence qu'il n'y a pas continuité dans le canal, le bout postérieur (ampoule prostatique) étant nettement séparé du bout antérieur. La portion membraneuse a disparu avec les callosités qui l'encombraient.

Une sonde rouge n° 17 est facilement introduite dans le canal et jusque dans la vessie, et devra servir de moule à la réfection d'un canal nouveau.

Je trouve, en effet, trop étendue la perte de substance (3 à 4 centimètres) pour suturer directement le bec de la prostate à la partie postérieure de l'urètre bulbo-pénien. Mais des points de suture profonde, pénétrant à travers les téguments, suivant le mode dit capitonnage que j'emploie fréquemment, passent les uns en pleine prostate, les autres contre la sonde, dans la région membraneuse, et font ainsi une gaine complète à la sonde à demeure. Ces points sont faits de catgut et fixés à la peau par des tubes de Galli. — Une suture superficielle réunit la peau à l'aide de 6 points séparés de soie phéniquée.

Toutes ces manœuvres opératoires ont été accomplies sans se départir de la triple règle que je formule en trois mots : « étanchéité, affrontement, antisepsie. » L'opération a duré 40 minutes, tout compris.

Prescription. — 1/2 litre de lait ; 3 tasses de bouillon, KBr. 2 gr. — Soir : Pouls 100. Temp. 37°,2.

Les suites sont excellentes : jamais la température n'a dépassé 37°,4. Le malade, qui était en proie à des souffrances intolérables, des envies continuelles d'uriner et des accès de fièvre, est transformé dès les premiers jours.

Lavages quotidiens de la vessie à l'eau boriquée. Eau térébenthinée en boisson. Réunion par première intention de presque toute la plaie. Enlèvement des fils de soie le 3me jour. Rupture et extraction des fils de catgut le 5me jour. Un pertuis antérieur laisse sourdre une goutte de pus, mais pas d'urine, jusqu'au 10me jour.

Le 15 juin, la cicatrice est absolument complète.

14 juin. — Changement de sonde à demeure. Réintroduction d'une sonde du même calibre n° 17.

19 juin. — La sonde est retirée le jour et remise en place la nuit par le malade lui même.

Celui-ci commence à marcher.

30 juin. — Suppression de la sonde à demeure. Passage quotidien des bougies en gomme nos 17 ou 16 pendant vingt minutes.

20 juillet. — Passage deux fois par semaine.

30. — Retourne chez lui avec recommandation de passer les bougies tous les quinze jours.

Le 1er octobre 1883. — Depuis seize mois la guérison s'est maintenue excellente.

Observation VIII

Lucas-Championnière, in *Bull. Soc. chirurgie*, 1885, tome 11, page 430

« Il y a trois semaines, j'ai ouvert le périnée d'un homme qui avait fait la veille une chute sur le bord d'un baquet, et dont la vessie avait été ponctionnée. J'ai trouvé le bout postérieur de l'urètre, placé une sonde à demeure et suturé le périnée, en plaçant un drain au centre. Il fut pansé au bout de deux jours, puis deux fois en huit jours. Les deux premiers jours il passa un peu d'urine par le périnée. Puis ce fut tout. Il y eut réunion immédiate, car le onzième jour le périnée était complètement cicatrisé, toutes sutures enlevées. Je retirai la sonde à demeure et le malade put uriner sans accidents. Il y a six jours qu'il n'y a plus de sonde et tout se passe sans inconvénient. »

Observation IX

Le Dentu, in *Bull. Soc. chirugie*, 1886, tome XII, page 775

« Un homme de quarante cinq ans rentra dans mon service vers le mois de janvier de cette année, venant de la maison de santé où M. Horteloup lui avait fait l'urétrotomie externe .

Le malade avait quitté la maison de santé avant la fin de la dilatation qui devait suivre l'opération sanglante. J'essayai de la reprendre au moyen des mandrins de Béniqué, et je pus la pousser assez loin, mais une indisposition de l'opéré interrompit le traitement, et je le laissai se reposer quelque temps.

Quand je voulus reprendre la dilatation après quelques semaines, j'éprouvai des difficultés qui me firent hésiter à insister, par ce que je craignais que l'état du malade ne me permit pas de pousser le traitement jusqu'au bout. Je préférai recommencer l'urétrotomie externe sur conducteur.

L'opération ne présenta rien de spécial. Le canal était superficiel ; le bulbe sclérosé fut incisé sans perte de sang. La plaie était si simple et si régulière, que je résolus d'en tenter la réunion. Sur la sonde métallique au moyen de fortes aiguilles courbes, je plaçai quatre fils de catgut qui embrassaient tous les tissus jusqu'à la sonde.

La suture portait donc sur la portion bulbeuse de l'urètre et sur la partie antérieure du périnée.

Je plaçai une sonde à demeure. Les suites furent heureuses. La réunion fut obtenue sauf en un point très limité. Il s'y produisit une petite fistule qui persista quelques jours et guérit spontanément, dès que le canal eût repris ses fonctions régulières. »

A côté de ces observations de suture à un seul étage, nous citerons celles qui sont dues à Ludwig Novotny. Elles sont très courtes, de vrai schémas. Les ayant vues signalées par Noguès, nous avions pensé que cet auteur n'en avait donné qu'un résumé. Elles sont presque textuelles, telles qu'il les a traduites.

Stéphan J., vingt-huit ans, est atteint d'urétrite chronique et entre à l'Hôpital Saint-Roch, à Budapesth, le 13 mars 1888. Depuis un an il souffre en urinant, et depuis quelque temps a une tumeur périnéale qui a augmenté progressivement et s'est ouverte spontanément, donnant issue à du sang, et par où passe depuis, la majeure partie des urines.

A l'examen, on constate une fistule périnéale en avant de laquelle siège un rétrécissement infranchissable.

L'opération fut faite le 30 mars sous le chloroforme.

Après résection du rétrécissement, on excise les tissus environnants après avivement des bords de la fistule on fixe une sonde anglaise n° 12. La plaie périnéale est réunie par des sutures sur tourillon et le malade ne présente jamais de fièvre ni le jour de l'opération ni les suivants. 4 jours durant on change le cathéter. Le cinquième jour on l'enlève ainsi que les fils.

Joseph X..., soixante-cinq ans. Blennorragique ancien. Eut il y a 3 ans une crise de rétention. Il est soigné à l'hôpital, sort avant complète guérison et quelque temps après abcès urineux qui se fistulise.

A l'entrée il arrive avec une fistule périnéale.

A cause de la cachexie où il se trouve l'opération n'est faite que le 2 juin « résection de la partie rétrécie, suture en tourrillon de la plaie périnéale. Le cinquième jour on enlève les fils et la sonde le sixième » Le malade sort guéri quatorze jours après l'opération.

Georges P..., vingt-sept ans. A eu il y a six ans une blennorragie et depuis six mois urine difficilement. Il rentre à l'hôpital le 27 juillet. Le périnée est intact mais le rétrécissement est infranchissable.

Opération le 31. Chloroformisation. Le bout postérieur est difficile à trouver à cause d'une fausse route. Résection de l'urètre. La plaie périnéale est réunie par des sutures en tourrillon; on enlève la sonde à demeure à cause de violentes douleurs. Réunion primitive.

Le malade sort le 12 août et retourne chez lui complètement guéri.

Observation x
(D'après Noguès, obs. 96). Pintaud-Désallées
Société de Médecine de Paris 1888.

X..., quarante-cinq ans. Fait une chute à califourchon, sur une rampe d'escaliers. A la suite urétrorragie et bosse sanguine dans le périnée.

Le jet devient rapidement filiforme. Echec de tout cathétérisme. On est arrêté à 18 cm. du méat, au niveau d'un point induré facilement perceptible à travers la peau. Le malade refuse l'opération sort et revient cinq mois après des fistules par où s'échappe l'urine.

Urétrotomie externe sans conducteur ; découverte facile du bout postérieur. Section et résection des tissus cicatriciels constituant le rétrécissement. Sonde n° 18 à demeure ; plaie périnéale fermée par cinq points de suture métallique et recouverte d'une compresse phéniquée.

Suites opératoires normales. Apyrexie, urines claires, sutures enlevées le sixième jour et sonde le quatorzième jour. Résultat parfait constaté six mois après.

9

Observation XI

(Prof. Tédenat)

Rétrécissement filiforme infranchissable commençant à la partie moyenne de
l'urètre pénien. Masses calleuses périnéales avec cinq orifices fistuleux laissant
passer les trois-quarts de l'urine. Urétrotomie externe. Excision des masses
fibroïdes. Guérison en 15 jours.

Pierre M..., quarante-six ans. Blennorragie à dix-sept ans, qui a
passé à l'état chronique avec des rechutes multiples. Epididymites
bilatérales avec nodules persistants et hydrocèle gauche. Miction
goutte à goutte depuis dix ans. Dyspepsie rebelle. Il y a cinq ans,
abcès périnéal ouvert spontanément. Plusieurs poussées, qui ont
donné lieu à cinq trajets fistuleux éparpillés sur tout le périnée antérieur. Presque toute l'urine s'écoule par les trajets fistuleux. Mictions
toutes les deux ou trois heures avec, de temps en temps, des poussées
de cystite. Rien de saillant à noter dans les antécédents personnels.

A l'entrée du malade à l'hôpital, le 3 mai 1894, on note: pâleur,
dyspepsie, urines troubles. Malgré tous les essais, il est impossible
d'introduire aucun instrument au delà de la partie moyenne de la portion pénienne. En avant, la boule exploratrice sent des brides multiples et comme une sécheresse extrême de la muqueuse.

8 mai. — La longueur, l'étroitesse du rétrécissement, les callosités
qui l'entourent, les fistules, décident M. Tédenat à pratiquer l'urétrotomie externe et l'excision des masses inflammatoires.

Une bougie filiforme est introduite aussi profondément que possible.
Incision médiane qui met à nu l'extrémité de la bougie. Excision cen-
trifuge des masses calleuses péri-urétrales, qui sont d'une dureté
ligneuse. Le champ opératoire ainsi dégagé, le bistouri chemine peu
à peu, guidé par une fine sonde cannelée, et on arrive ainsi dans
l'urètre postérieur. Une sonde de femme est introduite dans la vessie
et, autour d'elle, l'excision des callosités est continuée. Débridement
et excision des trajets fistuleux.

M. Tédenat respecte toutes les portions saines de la paroi urétrale.
Quatre points de suture comprenant la peau et tous les tissus péri-
urétraux ferment exactement la partie antérieure de l'incision. A son
extrémité postérieure, il y a juste la place d'une sonde introduite dans
la vessie. Avant la suture un long bistouri à lame étroite avait été

introduit par la paroi périnéale jusqu'au méat et avait fait une section profonde sur la paroi inférieure de l'urètre. Bougie à demeure de l'urètre antérieur. Gaze iodoformée sur la ligne de suture.

14 mai. — La sonde de drainage a bien fonctionné. Elle a servi à faire une petite injection quotidienne de nitrate d'argent à 1/1000 dans la vessie. La bougie placée dans l'urètre antérieur a été enlevée le second jour. Aujourd'hui on enlève les points de suture qui ont tous fait bonne prise et sans la moindre goutte de pus.

15. — La sonde est enlevée. Il n'y a pas eu de fièvre.

20. — Le trajet fistuleux s'est déjà sensiblement rétréci et la majeure partie de l'urine passe par les voies naturelles. Sont introduits les cathéters américains 46, 48, 52. Le malade se trouve bien, a repris de l'appétit.

23. — Cathéters américains 52 à 58 qui passent facilement. Toute l'urine coule par le méat et la cicatrisation est complète.

27. — Ponction de l'hydrocèle suivie d'une injection de XX gouttes de glycérine phéniquée ââ.

5 juin. — Sondes américaines 58, 59. L'hydrocèle est guérie et le malade quitte l'hôpital le 8 juin. Il a été revu en parfaite santé par M. Tédenat en juillet 1899. La bougie à boule 27 de Charrière passe facilement bien que depuis longtemps le malade ait négligé de calibrer son canal.

Telles sont les observations de suture à un plan que nous avons trouvé dans la littérature. Elles sont, on le voit, peu nombreuses, et on peut dire que c'est surtout M. Tédenat qui l'a employée le plus souvent.

Les trois cas de Novotny sont très résumés ; nous les avons donnés tels que les a publiés l'auteur. Ils sont remarquables par leur rapide guérison. Quant à l'observation de Championnière, elle se rapporte à la suture à un seul plan, et tous les auteurs la donnent comme telle.

Les cas où on a eu quelque retard sont: celui de M. Tédenat, dans lequel un fil traversa la paroi urétrale, s'opposant au cathétérisme. Un cas du même auteur où il eut une fistulette ne durant que quatre jours. Les cas de Le Dentu,

Fontan, où il passa aussi un peu d'urine par la plaie. Tous les autres sont des réunions *per primam.* Leur lecture suffira, nous le pensons, à convaincre le lecteur de la technique facile, et, ce qui est mieux, des résultats excellents de la suture ainsi faite.

CONCLUSIONS

I. — Les procédés qui permettent de reconstituer par la suture l'urètre périnéal, sont divisibles en deux grands groupes :

Ceux qui cherchent la restauration de l'urètre par suture bout à bout ;

Ceux qui la confient aux parties molles péri-urétrales.

II. — Dans les premiers se classent :

a) La suture totale ou à étages, qui, après reconstitution de l'urètre, clive le périnée en deux plans distincts de sutures ;

b) Le procédé qui ne reconstitue que l'urètre par suture de ses segments et confie la réparation périnéale au bourgeonnement des parties molles ;

c) Celui qui, après suture de l'urètre, supprime le plan moyen ou musculaire de la suture à étages et ne fait qu'un seul plan de sutures cutanéo-musculaires au-dessus du canal.

III. — Parmi les seconds nous trouvons :

a) Le procédé dit de Guyon-Albarran qui font autour de

la sonde à demeure un plan de sutures péri-urétrales, souvent un plan moyen, et toujours plan cutané ;

b) La suture à un seul plan qui confie la réparation de l'urètre aux parties molles, tout en ne plaçant que quelques fils qui embrassent toute l'épaisseur du périnée.

C'est le procédé qu'emploie le professeur Tédenat. Il est le plus simple et le plus sûr ; c'est le procédé de choix.

IV. — Dans les traumatismes de l'urètre moyens ou graves, la seule intervention d'urgence , pratique et raisonnable, est l'incision périnéale. Elle sera toujours terminée par la suture immédiate. Celle-ci n'est contre-indiquée que :

1° Dans les cas de broiement considérables des tissus ;

2° Dans les cas où, dès les premiers jours, il y a eu des signes d'infection du foyer de rupture.

Dans tous les cas, on fera la suture à un seul plan.

Quand on ne pourra trouver le bout postérieur, on évitera le cathétérisme rétrograde comme inutile et dangereux.

Inutile, car les jours suivants on pourra toujours placer une sonde à demeure.

Dangereux, car il surcharge de 8,9 0/0 la mortalité de l'urétrotomie externe très peu élevée.

La suture secondaire, après échec de la suture primitive, est sans indications.

V. — Dans les interventions pour rétrécissement, la suture primitive est indiquée :

Lorsqu'on est sûr à la fois de la vitalité, de l'asepsie des tissus et des matériaux de la suture ;

Dans les cas où l'excision des masses calleuses et du rétrécissement n'ont pas laissé une brèche trop étendue.

Elle est contre-indiquée dans les cas où il existe des fistules périnéales conduisant dans des abcès urineux, ou lorsqu'il y a infiltration d'urine.

VI. — Dans toutes ces différentes interventions, la reconstitution bout à bout de l'urètre n'a pas d'importance pratique. Elle nécessite l'enfouissement des fils et paraît être la cause des accidents qui compromettent le succès de la suture. La reconstitution de l'urètre est toujours très suffisamment assurée par les tissus péri-urétraux, ainsi que l'a démontré depuis longtemps la clinique.

VII. — Le drainage, que nous croyons nécessaire dans la suture à étages, n'est indiqué dans la suture à un plan que dans les cas où l'asepsie des tissus est douteuse. Il est inutile dans tous les autres cas.

VIII. — La sonde à demeure est nécessaire pendant les premiers jours qui suivent l'intervention.

La durée de son séjour oscillera entre quarante-huit heures et cinq jours. Dans les cas normaux, passé cette date, elle devient inutile.

IX. — La suture totale donne rarement la réunion immédiate, elle s'accompagne très souvent de la formation d'une fistulette qui retarde d'autant la guérison, mais qui, en règle générale, se ferme toute seule.

X. — La suture à un seul plan donne des succès autrement complets. La réunion est plus rapide et le plus souvent primitive.

Dans tous les cas, qu'il y ait eu ou non réunion primitive, il faudra, sitôt que possible, faire des séances de dilatation régulière du nouvel urètre.

INDEX BIBLIOGRAPHIQUE

Les mémoires importants sur la question sont les suivants, par ordre chronologique :

PARIZOT. — De l'excision des rétrécissements calleux de l'urètre, suivie de réunion immédiate (Thèse de Lyon, 1884).

DURANTON. — De la suture primitive ou secondaire de l'urètre (Thèse de Montpellier, n° 35 1890).

GAUJON. — De la suture de l'urètre (Thèse de Montpellier, 1891, n° 38).

VIEU. — De l'urétrotomie externe. Les indications et les soins post-opératoires (Thèse de Montpellier, n° 29 1891).

NOGUÈS. — De la réparation de l'urètre périnéal (Thèse de Paris, 1891-92, n° 305).

WARTEL. — De l'urétrectomie (Thèse de Paris, 1891-92, n° 306).

GUYON et ALBARRAN. — Communications au Congrès de chirurgie, 1892. Comptes rendus.

VILLARD. — De la résection des rétrécissements de l'urètre périnéal, suivie de l'urétroplastie immédiate (Archives provinciales de chirurgie, 1894.

Les travaux allemands de :

HÆGLER. — Deutsch. Zeit. für Chirurgie. B. S. XXIX, Hft 4.

KAUFFMANN. — Billroth et Lueck-Deustch chirurgie, t. L, p. 110.

A consulter en plus :

ANDERSSON. — Un cas de rupture de l'urètre traité par la suture immédiate des bouts séparés du canal. Guérison. Lancet, t. I, 1894, p. 1372.

AUDRY. — Urétrotomie et urétrectomie (Prog. méd., 1er janvier 1898).

AZÉMA. — Indications et résultats comparés des quatre méthodes de traitement des rétrécissements de l'urètre. (Thèse de Paris, 1890-91, n° 75).

Azcarrèta. — Rupture grave de l'urètre. Urétrotomie sans conducteur, suture de l'urètre. Guérison (Gac. san. de Barcelon, 1893).

Bangs. — Rétrécissement de l'urètre; son traitement (Med. News, 12 décembre 1891).

Barling. — Suture immédiate dans les rétrécissements de l'urètre (Birmingham Med. Rev., XXX, n° 160, 1892).

Bako. -- Rétrécissements de l'urètre par fracture du bassin (Centralblatt für Krankheit. der Harn., 1896).

Bazy. — Du rétrécissement traumatique tardif de l'urètre membraneux (Annales des organes génito-urinaires, 1897, p. 623).

Blacke White. — Rétrécissement suivi de rupture de l'urètre et d'épanchement urineux (Journ. of. cutan. Dis. 1890).

Bryson. — Cure radicale des rétrécissements de l'urètre par la restauration de la muqueuse urétrale (Med. News Philadelphia, 1894.

Cabot. — Cinq cas de rupture de l'urètre, traités par l'urétrotomie externe et la suture (Boston med. an surg. journal, 1896).

Cappelen. — Résection de l'urètre avec urétropexie pour rétrécissement infranchissable (Centralbl. für Chirurgie, 6 juin 1892).

Castanö. — Résection de l'urètre (Revue méd. de la Société médicale de Buenos-Ayres, 1892).

Cauchois. — Annales de Guyon. 1888.

Chismore. — Rupture traumatique de l'urètre; restauration après trente-six ans (Boston med. journal, 1895).

Chevassu. — Rupture traumatique de l'urètr. Réunion avec conservation du calibre normal (Arch. de méd. mil., septembre 1897).

Clarke. — La cure radicale du rétrécissement de l'urètre (Lancet, 16 février 1892).

Coignet. — Urétrostomie périnéale. Création méthodique d'un méat contre nature. Opération de Poncet (Thèse de Lyon, 1892-1893, n° 815).

Crosti. — Contribution à l'étude des ruptures traumatiques de l'urètre (Bullet. clin. scient. di Milano, 1897).

Calalb. — Rétrécissement impénétrable de l'urètre consécutif à une blennorragie cordée. Résection circulaire de 4 centimètres. Suture immédiate sur sonde. Guérison (Spitalul, Bucarest, 1890).

DAMOURETTE. — Fracture multiple du pubis; rupture de l'urètre (Soc. anat., 9 janvier 1891).

DAYOT fils. — Rétrécissements traumatiques de l'urètre. Urétrotomie externe ; taille hypogastrique, cathéterisme rétrograde ; suture de la vessie (Bulletin de la Soc. méd. de l'Ouest, III, 4, 1894).

DELARUE. — Sur un mode de traitement de certains rétrécissements de l'urètre; procédé de restauration autoplastique (Bulletin de la Soc. de chirurgie, XVI, 604).

DELAUNAY. — Des ruptures traumatiques de l'urètre périnéal chez l'enfant et de leur traitement par la suture immédiate (Thèse de Paris, 1893-94, n° 122).

DELORE. — Urétrostomie pour rétrécisssement avec fistules incurables (Gazette hebd., 4 mai 1899).

DELBET. — Rétrécissements traumatiques de l'urètre membraneux (Annales des organes gén.-urinaires, 1897, p. 503).

DEANESLY. — Traitement des ruptures de l'urètre (The Practitionner, juillet 1894).

DELORME. — Rupture traumatique de l'urètre. Urétrotomie externe ; insuccès, suture consécutive; réunion immédiate. Résultat satisfaisant (Gaz. hôpit., 10 décembre 1892).

DENOER. — Traitement chirurgical des rétrécissements de l'urètre (Therap. Gazette, 1890).

DESNOS. — Remarques sur 500 cas de rétrécissements de l'urètre (Annales de Guyon, 1894, p. 21).

DUPLAY. — Des ruptures traumatiques de l'urètre (Union méd., 1894).

DENEASLY. — Remarques sur les traitements des rétrécissements imperméables de l'urètre par excision du segment rétréci et suture des deux bouts (British med. journ., 29 juillet 1899).

ESTOR. — Indication du cathéterisme rétrograde de l'urètre (Nouv. Montp. méd., 17 novembre 1894).

FABRE. — De l'urétrotomie externe d'emblée comme traitement unique des lésions traumatiques de l'urètre périnéal (Th. de Paris, 1892-93, n° 176).

— Urétrectomie et urétrorraphie (Arch. méd. de Toulouse, septembre 1898).

FENWICK. — Réparation d'une brèche de l'urètre par un fragment d'urètre de mouton (Lancet, 8 février 1896).

FÜLLER. — Bons résultats de la résection de l'urètre (Med. News, 25 juillet, 1896).

FOURMEAUX. — Rupture urétrale dans une chute à califourchon. Urétrorraphie au quatrième jour. Guérison (J. sc. méd., Lille, 1895).

GUYON. — Rétrécissements traumatiques de l'urètre (Mercredi méd., 5 mars 1890).

— Résection de l'urètre (Gaz. méd. Paris, 22 août 1891).

— Sur l'évolution et le traitement des rétrécissements dus à des ruptures incomplètes de l'urètre périnéal (Mercredi méd., 23 décembre 1891).

GAUJON. — Suture de l'urètre (Thèse de Montpellier).

GOURAUD. — De la cure radicale de certains rétrécissements de l'urètre par résection suivie de suture (Thèse de Paris, 1891-1892, n° 291).

GOULD (Pearce). — Deux cas d'urétrorraphie circulaire (Lancet, 15 mai 1893).

GREUSING. — Traumatismes de l'urètre (Prag. med. Woschensch., 1892).

GUSTINELLI. — Des lésions traumatiques de l'urètre (Réforme méd., 16 mars 1894.

GROSGLICK. — Les déchirures de l'urètre périnéal (Medicina, 1898).

GOULD. — Quelques cas de suture de l'urètre, après sa rupture et après urétrotomie externe (Medic. Press and circular., London, 1894).

HAMONIC. — Traité des rétrécissements de l'urètre (In-8°, 632 p., Paris, 1899).

HARISSON. — Forme de rétrécissement de l'urètre traité par l'urétrotomie interne combinée et la section périnéale (Lancet, 11 juin 1898).

— Du rétrécissement de l'urètre (Lancet, 23 avril 1898).

HAYLES. — Zeitschrift für Chirurgie, 1889.

Herrick. — Rupture de l'urètre (Med. News, 5 août 1893.

HORTELOUP. — Bullet. acad. de médecine, 30 septembre 1890.

— Traitement des ruptures de l'urètre (France méd., 47, p. 737, 1892).

HOTCHKISS. — Cas de rupture traumatique complète de l'urètre (Annales surg.; Philadelphia, 1898).

JOÜON. — De la résection et de la suture de l'urètre (Bull. Soc. chirurgie, 1892, p. 319).

LACOSTE. — Traitement des rétrécissements traumatiques de l'urètre périnéal. (Th. de Lyon, 1895-96. 1121-2. 100).

LARTIGUE. — Du cathétérisme rétrograde d'emblée, par taille hypogastrique dans les rétrécissements de l'urètre inflammatoires. (Th. de Toulouse, 1894).

LEGUEU et CESTAN. — Des indications opératoires dans les rétrécissements traumatiques de l'urètre. (Annales mal. oy. geir. urin. Sept. 1899).

LENNANDER. — Archiv. für klin. chirurgie. 1897. Lief. 479-502.

LEPROVOST. — Rupture interstitielle de l'urètre ; fistule pénienne. — Urètroplastie par évidement en 8 de chiffre d'un lambeau préputial. (Bullet. soc. chir. XVI-648. 1890).

LEROY. — Rétrécissements infranchissables de l'urètre. (Annales soc. belge chirurgie. 15 nov. 1894).

LOUMEAU. — Deux cas de rupture grave de l'urètre traités, l'un par l'urètrotomie, l'autre par l'urétro-périnéorraphie. (Journ. méd. Bordeaux, 1896).

— Chirurgie des voies urinaires.

— Fistule urétrale consécutive à ligature de la verge. (Jour. med. Bordeaux, 10 mai 1891).

LUDWIG. — Centralblatt der Harn-und sexualorgan. 1890.

LUEBBE. — Excision des rétrécissements de l'urètre. (Deutsche Zeitsch. für chirurgie XLVIII-h, 600).

LUGY. — Un cas de rupture de l'nrètre ; traitement par la suture. (Recilway Icerg. Chicago, 1867).

LOHÉAU. — Rupture de l'urètre ; urétrorraphie, guérison. (Journ. des scien. méd. Lille, 1896.

LEONTE. — Retrécissement de l'urètre consécutif à un traumatisme du périnée. — Cathétérisme impossible trois mois après l'accident. Résection circulaire de l'urètre, suture primitive. Guérison. (Spitalul Bucarest, 1892).

LJUNGGREN. — Restauration de l'urètre postérieur aux dépens des parties molles du périnée.(Deutsche Zeitz. f. chirur. 2, XLVI. 1898).

Luebbe. — Excision d'une stricture urétrale. (Deutsche Zeitz, |f. ch. XLVIII, 1898).

Mauroux. — Sur le traitement de quelques rétrécissements de l'urètre par l'urétrotomie externe et l'urétrotomie interne combinées. (Th. Lyon, n° 513, 1890).

Maury. — De la taille hypogastrique et du cathétérisme rétrograde dans les ruptures de l'urètre. (Arch. prov. de chirurgie, VI p. 483, 1896).

Mori de Brescia. — Jahresbericht übes Leistungen in der medicin. 1896. T. II.

Moullin. — Guérison permanente des rétrécissements par l'urétrotomie externe. (Lancet, 19 nov. 1891).

— Drainage périnéal dans les rétrécissements invétérés. (Lancet, 16 janv. 1892.).

Moreau. — Observ. d'urétrectomie. (Bull. roy. méd. de Belgique. 1896).

Noguès. — De la réparation de l'urètre périnéal. (Th. Paris, 1891-92, n° 305).

Odoul. — Contribution à l'étude du traitement par exérèse des fistules urétro-périnéales. (Th. Paris, 1896. 48).

Passet. — Traitement des rétrécissements imperméables. (Centralb. für krankeit. der Harn. und sexualorgane.

— Mécanisme des guérisons des rétrécissements de l'urètre par urétrotomie. (Thérap. monatsch. oct. 1892).

Perkins. — Urtérotomie externe pour rétrécissement traumatique. (Boston med. journ. 1889).

Picqué. — Résection de l'urètre dans les rétrécissements infranchissables. (Rev. génér. de clinique, 1892. 25, p, 385).

Poisson. - Rétrécissement de l'urètre et excision. (Gazette méd de Nantes, 1891).

Poncet. — Indicatious et résultats éloignés de l'urétrotomie périnéale. — (VII° Congr. franc. de chirurgie. Bullet. méd. 25 avril 1893).

Pousson. — De l'urétroplastie (Journ. méd. Bordeaux, 8 déc. 1895).

Pierre. — Rupture traumatique du canal de l'urètre. (Th. Bordeaux 1890.

Platl. - Un cas d'excision de rétrécissement traumatique de l'urètre. (Med. chron. Manchester, 1896-97).

RAVANIER. — Th. de Paris. 1896-97, n° 118.

REBOUL. — Ruptures traumatiques de l'urètre ; rétrécissement, abcès, fistules ; réparation de l'urètre périnéal. (Bullet. soc. chirurgie, XX. p. 53.

RIEFEL. — Urètrectomie. (Revue gén. de clinique. 13, p. 200, 1893).

ROCHET. — Ruptures de l'urètre. (Abeille médicale, 16 janv. 1897).

ROLLET. — Résection de 6 cent. d'urètre. Fistules ; suture immédiate. (Lyon méd., 25 mars 1894).

ROCHER. — Traitement des ruptures traumatiques de l'urètre. (Revue prat. de médecine. Paris, 1897).

KAUFFMANN. — Terletzungen und krankheiten der manlicher Harnröhre. (Deutsche Chirurgie Lief. 50. 1886),

KEYES. — La question de la cure radicale des rétrécissements de l'urètre. (Med. Record, mai 1883).

— Un cas d'excision de rétrécissement de l'urètre avec urétroplastie. (Journ. of cut., nov. 1891).

KIMLOCH. — Drainage des plaies, en particulier après l'urétrotomie. (Annals of Surgery, 11 avril 1891).

KIRMISSON. — Suture primitive et suture secondaire de l'urètre et du périnée à la suite de l'urétrotomie externe. (Bullet. et mém Soc. chirurg. T. XV, p. 287).

SMEDOWSKY. — Contribution à l'étude des rétrécissements tardifs de l'urètre, consécutifs aux fractures du bassin. (Th. Lyon, 1896-97. n° 116).

SCHUELLER (Max). — Nouveau procédé d'urétroplastie. (Berliner klin. Woschensch, p. 847. 22 août 1892).

SOUTHAM. — Traitement des fistules urinaires par la suture et la résection. (Lancet, 2 juillet 1894).

STREETER. — De la valeur thérapeutique de l'urétrotomie. (Internat. journ. of Surgery. 28 nov. 1889).

SWISSER. — La suture de l'urètre. (Presse médicale belge. 1895, 103).

THOMAS. — The silk ligature in uretr. Strictures (Jour. am. med. Associat, Chicago, 1896).

VIAUD. GRAND-MARAIS. — Des urétrotomies complémentaires. (Th. Paris, 1898.).

VIEU. — Indications et soins post-opératoires de l'urétrotomie externe. (Th. Montpellier 1891).

VIGNARD. — Résection de l'urètre dans les rétrécissements traumatiques. (Arch. prov. de chirurgie. I, 1892).

VILLARD. — Résection des rétrécissements de l'urètre périnéal, suivie d'urétro-plastie immédiate. (Nouveau Montpellier méd.
4 suppl. 331).

VLADICCAS. — Rupture de l'urètre bulbaire dans une chute à califourchon. — Urétrotomie externe. (Annales mal. org. Geit. urin.
11, 1898).

WAHL. — Excision de la partie calleuse d'un rétrécissement traumatique de l'urètre. — Urétrorraphie. (St-Petersburg. med.
Woschensch. 1889).

WARD COUSINS. — Le traitement des rétrécissements infranchissables
de l'urètre. (British med. journ., 19 juillet 1890),

WARTEL. — De l'urétrectomie. (Th. Paris. 1891-92. n° 306).

— Quatre opérations d'urétroplastie; résultats tardifs. (Journ.
des sciences méd. de Lille. 5 août 1892).

WATSON. — Traitement des fistules urinaires par suture et résection
de l'urètre. (Boston med. journ., 1895).

— Quelques cas de rupture de l'urètre.(Boston med. journ.,
23 août 1894).

WEIR. — Traitement des ruptures de l'urètre par suture immédiate
et drainage de la vessie. (Med. Record, 9 mai 1896).

WIGHT. — Quelques points du traitement des rétrécissements infranchissables de l'urètre. — Quatre cas (New-York med. jour.,
1897).

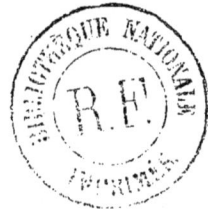

www.ingramcontent.com/pod-product-compliance
Lightning Source LLC
Chambersburg PA
CBHW062016200326
41519CB00017B/4808